Krankenpfleger

in der

Herzchirurgie

Der vollständige Leitfaden

ALEXANDRE CAREWELL

Inhaltsverzeichnis

« In den Händen eines Herzchirurgen ist ein Herz nicht nur ein Organ, sondern ein Symbol für eine zweite Chance bei jedem Schlag. »

Kapitel 1 :
EINFÜHRUNG
HERZCHIRURGIE

Geschichte und Entwicklung
der Herzchirurgie

Die Geschichte der Herzchirurgie ist faszinierend und zeugt von der unglaublichen Fähigkeit des Menschen, die Grenzen der Wissenschaft und der Medizin zu überschreiten, um Leben zu retten. Wenn wir in die Vergangenheit eintauchen, entdecken wir, dass die ersten Eingriffe am Herzen als eine unüberwindbare Grenze angesehen wurden, eine Region des menschlichen Körpers, die als "verbotene Zone" bezeichnet wurde. Die Komplexität und Empfindlichkeit des Herzens war lange Zeit ein Hindernis für direkte chirurgische Eingriffe.

Jahrhunderts wagten sich einige mutige Pioniere an dieses mysteriöse Organ heran und führten einfache Eingriffe durch, oftmals unter Umständen in letzter Minute. Der eigentliche Durchbruch kam jedoch mit der Entwicklung der Herz-Lungen-Maschine in den 1950er Jahren. Dieses revolutionäre Gerät ermöglichte es, den Blutkreislauf vorübergehend umzuleiten, was den Chirurgen ein Fenster der Gelegenheit bot, das stillstehende Herz zu operieren.

Mit dieser Innovation öffneten sich die Türen der modernen Herzchirurgie und führten zu einer Reihe von schnellen Fortschritten. Koronare Bypass-Operationen, Herzklappenoperationen und sogar Herztransplantationen wurden möglich. Leben, die früher aufgrund von Herzfehlern oder fortgeschrittenen Herzerkrankungen verloren gegangen wären, wurden gerettet.

Im Laufe der Jahrzehnte hat sich die Herzchirurgie weiterentwickelt und neue Technologien und Techniken eingeführt. Die minimal-invasive Chirurgie zum Beispiel hat es ermöglicht, große Eingriffe mit kleinen Schnitten durchzuführen, was die Genesungszeiten und Komplikationen erheblich reduziert. Fortschrittliche Bildgebungsmethoden, innovative Materialien für Prothesen und Implantate sowie verbesserte Protokolle für die prä- und postoperative Pflege haben ebenfalls eine Schlüsselrolle gespielt.

Heute ist die Herzchirurgie, die einst als Wunder angesehen wurde, zu einem Standardverfahren in vielen Krankenhäusern auf der ganzen Welt geworden. Herzchirurgen, die mit fundiertem Wissen und modernster Technologie ausgestattet sind, erweitern weiterhin den Horizont des Machbaren und erinnern sich dabei stets an die kühnen Pioniere, die ihnen vorausgegangen sind. Und während die Herausforderungen fortbestehen, sieht die Zukunft der Herzchirurgie vielversprechend aus und bietet die Hoffnung auf neue Innovationen und noch bemerkenswertere Heilungen.

Die Herausforderungen und die Komplexität der Herzchirurgie

Die Herzchirurgie, ein Eckpfeiler der modernen Medizin, ist mit großen Herausforderungen und einer Komplexität verbunden, die dem Organ, das sie behandelt, innewohnt: dem Herzen. Dieses lebenswichtige Organ, der Motor des Lebens, stellt die Chirurgen aufgrund seiner Bedeutung und seiner empfindlichen Mechanik vor eine ständige Herausforderung.

Eine der ersten Herausforderungen ist zweifellos das Risiko, das mit jedem Eingriff an einem so lebenswichtigen

Organ verbunden ist. Ein einfacher Fehler, eine kleine Verschiebung oder eine kleine Komplikation können fatale Folgen haben. Diese Tatsache bringt eine enorme Verantwortung auf die Schultern des Chirurgen, bei der jede Entscheidung zählt und der Spielraum für Fehler minimal ist.

Die technische Komplexität der Verfahren ist ein weiterer wichtiger Aspekt. Chirurgen müssen über umfassende Kenntnisse der Herzanatomie verfügen, die Feinheiten der verschiedenen Gewebe, Venen, Arterien und Klappen verstehen und den Umgang mit modernsten Geräten beherrschen. Neue Technologien wie die roboterassistierte Chirurgie oder fortgeschrittene Bildgebungstechniken bringen zwar erhebliche Vorteile mit sich, erfordern aber auch spezielle Schulungen und Fähigkeiten.

Die schnelle Entwicklung des medizinischen Wissens und der Technologie erfordert auch von Chirurgen, dass sie ständig auf dem neuesten Stand bleiben. Die Protokolle von gestern können morgen schon überholt sein und durch neue, effektivere oder sicherere Ansätze ersetzt werden.

Darüber hinaus endet die Herzchirurgie nicht mit der Operation selbst. Die präoperative Betreuung, die entscheidend ist, um den Patienten vorzubereiten und Risiken zu minimieren, und die postoperative Phase, die für eine optimale Erholung und die Vermeidung von Komplikationen entscheidend ist, sind gleichermaßen wichtig. Die Zusammenarbeit mit anderen Gesundheitsfachleuten - Kardiologen, Anästhesisten, spezialisierten Krankenpflegern und Physiotherapeuten - ist daher von entscheidender Bedeutung.

Schließlich gibt es noch die ethische und menschliche Herausforderung. Neben den technischen Fähigkeiten stehen Herzchirurgen oft vor schwierigen Entscheidungen: wann operieren, wann eine weniger invasive Alternative wählen, wann leider erkennen, dass die Chirurgie nicht mehr weiterhelfen kann. In solchen Momenten ist die Fähigkeit, mitfühlend zu kommunizieren, die Vor- und Nachteile abzuwägen und die Wünsche und die Würde des Patienten zu respektieren, von grundlegender Bedeutung.

Die Herzchirurgie ist zwar ein Bereich medizinischer Exzellenz, aber auch eine heikle Kunst, bei der Wissenschaft, Technik, Ethik und Menschlichkeit ständig ineinandergreifen müssen, um den Patienten das Beste zu bieten.

Die Bedeutung des Krankenpflegers in diesem Fachgebiet

Die Herzchirurgie mit all ihren Komplexitäten und Herausforderungen erfordert ein engagiertes und kompetentes medizinisches Team, in dem jedes Mitglied eine entscheidende Rolle spielt. In diesem Zusammenhang kommt dem Krankenpfleger, der oft als unauffälliger, aber wesentlicher Schatten des Chirurgen angesehen wird, eine besondere Bedeutung zu.

Von Anfang an ist die Pflegekraft in der Herzchirurgie eine der ersten Anlaufstellen für den Patienten. Sie sammelt wichtige medizinische Informationen, beurteilt den Zustand des Patienten und hilft bei der Erstellung des Pflegeplans. Dieser erste Eindruck, die Fähigkeit zu beruhigen und ein Vertrauensverhältnis aufzubauen, kann einen erheblichen Einfluss auf die gesamte Erfahrung des Patienten haben.

Der Krankenpfleger spielt auch während des Eingriffs selbst eine zentrale Rolle, wenn auch häufig außerhalb des Operationssaals. Er bereitet den Patienten vor, sorgt dafür, dass alle notwendigen medizinischen Geräte bereitstehen und stellt sicher, dass die Sicherheitsprotokolle genau befolgt werden.

Nach einer Operation ist es häufig der Krankenpfleger, der sich während der ersten entscheidenden Momente im Aufwachraum um den Patienten kümmert. Er überwacht die Lebenszeichen, behandelt Schmerzen, erkennt mögliche Komplikationen und ist bereit, in Notfällen einzugreifen. In den folgenden Tagen überwacht die Pflegekraft weiterhin den Fortschritt des Patienten, verabreicht Medikamente, wechselt Verbände, führt den Patienten durch die Physiotherapie und sorgt für einen reibungslosen Übergang zur Genesung zu Hause.

Neben diesen klinischen Aufgaben spielt die Krankenschwester in der Herzchirurgie eine wesentliche Rolle bei der Aufklärung des Patienten und seiner Familie. Er informiert sie über die Art des Eingriffs, die postoperative Pflege, die Anzeichen von Komplikationen und die Phasen der Rekonvaleszenz. Diese Aufklärung ist entscheidend, damit der Patient versteht, aktiv an seiner Genesung teilnimmt und Verhaltensweisen annimmt, die seiner langfristigen Herzgesundheit förderlich sind.

Aber neben den technischen und erzieherischen Fähigkeiten ist es vielleicht der menschliche Aspekt, der den Krankenpfleger am meisten glänzen lässt. Eine Herzoperation ist für viele Menschen eine beängstigende und emotionale Erfahrung. Das Pflegepersonal bietet Trost, hört zu, leistet psychologische Unterstützung und ist oft die beruhigende Hand, die man schüttelt oder die Schulter, an die man sich lehnt.

In dem präzisen und koordinierten Ballett der Herzchirurgie ist die Krankenschwester mehr als nur eine Hilfskraft: Sie ist ein Eckpfeiler, der das Wohlbefinden des Patienten in jeder Phase gewährleistet und sicherstellt, dass neben der

Wissenschaft und der Technik immer der Mensch im Mittelpunkt des therapeutischen Prozesses steht.

Kapitel 2 :
ANATOMIE UND
DIE PHYSIOLOGIE DES HERZENS

Das Herz verstehen :
Struktur und Funktionen

Im Herzen unseres Kreislaufsystems befindet sich ein außergewöhnliches Organ, das Herz, dessen präzise und konstante Mechanik die Verteilung des Blutes in unserem gesamten Organismus gewährleistet. Um die Komplexität der Herzchirurgie zu verstehen, ist es wichtig, zunächst eine detaillierte Untersuchung dieses faszinierenden Organs durchzuführen.
Struktur des Herzens :

Das Herz ist ein Hohlmuskel, der in vier Kammern unterteilt ist: zwei Vorhöfe (links und rechts) und zwei Ventrikel (links und rechts). Diese Kammern sind durch Trennwände voneinander getrennt: das Atriumseptum zwischen den Vorhöfen und das Ventrikelseptum zwischen den Ventrikeln.

Der Blutfluss durch diese Kammern wird durch vier Herzklappen reguliert:
Die Mitralklappe: zwischen dem linken Atrium und dem linken Ventrikel.
Die Trikuspidalklappe: zwischen dem rechten Atrium und dem rechten Ventrikel.
Die Pulmonalklappe: am Ausgang des rechten Ventrikels in die Lungenarterie.
Die Aortenklappe: am Ausgang des linken Ventrikels in die Aorta.

Herzfunktionen :

Pumpen: Das Herz fungiert als Pumpe und sorgt dafür, dass das Blut durch den Körper zirkuliert. Die linke Herzkammer pumpt sauerstoffreiches Blut über die Aorta in den Körper, während die rechte Herzkammer sauerstoffarmes Blut über die Lungenarterie in die Lunge pumpt.

Sauerstoffversorgung: Der rechte Vorhof nimmt das sauerstoffarme Blut aus den Venen auf und leitet es in den rechten Ventrikel. Von dort wird es in die Lungen geleitet, wo es mit Sauerstoff angereichert wird. Sobald das Blut mit Sauerstoff angereichert ist, kehrt es zum Herzen zurück und tritt in den linken Vorhof ein, bevor es in die linke Herzkammer und dann in den Rest des Körpers gepumpt wird.

Rhythmik: Das Herz verfügt über ein intrinsisches elektrisches System, das seine regelmäßige Kontraktion gewährleistet. Der Sinus-Aurikular-Knoten (SAK), der sich im rechten Vorhof befindet, ist der natürliche Schrittmacher des Herzens. Er erzeugt elektrische Impulse, die sich durch die Vorhöfe, dann zum atrioventrikulären Knoten (AVN) und schließlich zu den Ventrikeln ausbreiten, wodurch die Muskelkontraktion ausgelöst wird.

Das Herz und das Kreislaufsystem :

Das Herz arbeitet eng mit den Blutgefäßen zusammen, um das Kreislaufsystem zu bilden. Dieses System ist in zwei Hauptkreisläufe unterteilt:

Lungenkreislauf: Hier wird das Blut in die Lungen geleitet, wo es mit Sauerstoff angereichert wird.

Systemischer Kreislauf: Hier wird das mit Sauerstoff angereicherte Blut zu allen anderen Organen und Geweben des Körpers transportiert.

Das Herz ist ein Wunderwerk der biologischen Technik, eine robuste, aber empfindliche Maschine, die mit jedem

Schlag das Leben in uns aufrechterhält. Seine komplexe Struktur und seine lebenswichtigen Funktionen erfordern ein tiefes Verständnis für diejenigen, die einen chirurgischen Eingriff vornehmen wollen. Aber auch für den Normalbürger kann die Wertschätzung dieses erstaunlichen Organs zu einer gesünderen Lebensweise und einer besseren Herzgesundheit führen.

Häufige Herzerkrankungen

Herzkrankheiten sind vielfältig und betreffen Millionen von Menschen auf der ganzen Welt. Diese Erkrankungen können die Struktur des Herzens selbst, seine Pumpleistung oder das elektrische System, das seinen Rhythmus steuert, betreffen. Hier eine Liste der häufigsten Herzerkrankungen:

Koronare Herzkrankheit (oder Atherosklerose) :
Dies ist die häufigste Ursache für Herzerkrankungen. Sie wird durch die Ansammlung von atherosklerotischen Plaques (Fettablagerungen) an den Wänden der Koronararterien verursacht, wodurch die Sauerstoffversorgung des Herzmuskels beeinträchtigt wird.
Kann zu Angina pectoris oder einem Myokardinfarkt (Herzinfarkt) führen.
Herzinsuffizienz :
Tritt auf, wenn das Herz das Blut nicht so effizient pumpt, wie es sollte.
Kann zu anderen Herzkrankheiten wie Myokardinfarkt oder Bluthochdruck führen.
Kardiomyopathien :
Hierbei handelt es sich um Erkrankungen des Herzmuskels selbst.

Können auf genetische Ursachen, Infektionen, Toxine oder Stoffwechselerkrankungen zurückzuführen sein.

Herzklappenerkrankungen :

Erkrankungen der Herzklappen, die verengt sein können (Stenose) oder nicht richtig schließen (Insuffizienz oder Regurgitation).

Herzrhythmusstörungen (Arrhythmien) :

Anomalien der Frequenz oder des Rhythmus des Herzschlags.

Beispiele: Vorhofflimmern, ventrikuläre Tachykardie, ventrikuläre Fibrillation, Herzblock.

Angeborene Herzfehler :

Strukturelle Anomalien des Herzens, die von Geburt an vorhanden sind, wie die Fallot'sche Tetralogie oder die interventrikuläre Kommunikation.

Perikarditis :

Entzündung der dünnen Membran, die das Herz umhüllt, dem Perikard.

Kann durch eine Infektion, ein Trauma oder andere medizinische Erkrankungen verursacht werden.

Endokarditis :

Eine Entzündung der Innenwand des Herzens, die häufig durch eine bakterielle Infektion verursacht wird.

Hypertensive Herzkrankheit :

Herzprobleme, die durch einen hohen Blutdruck verursacht werden und das Herz, die Arterien oder beides betreffen können.

Ischämische Herzkrankheit :

Wird durch eine verminderte Blutversorgung des Herzmuskels verursacht, die in der Regel auf koronare Atherosklerose zurückzuführen ist.

Diese Krankheiten sind zwar weit verbreitet, unterscheiden sich jedoch erheblich in ihren Symptomen, Ursachen und Behandlungsmöglichkeiten. Viele medizinische und chirurgische Maßnahmen sowie Änderungen des Lebensstils können helfen, diese Krankheiten zu behandeln oder zu verhindern. Das Verständnis und die Kenntnis dieser Krankheiten ist für jeden, der im Bereich der Kardiologie oder der Herzchirurgie arbeitet, von entscheidender Bedeutung.

Diagnostische Techniken und Geräte in der Kardiologie

Die Kardiologie als medizinisches Fachgebiet stützt sich auf eine breite Palette von diagnostischen Techniken und Geräten, um die Herzfunktion zu beurteilen, Herzkrankheiten zu identifizieren und den besten Behandlungsansatz zu bestimmen. Hier ist ein Überblick über die Techniken und Geräte, die in diesem Bereich häufig verwendet werden:

Elektrokardiogramm (EKG) :
> Misst die elektrische Aktivität des Herzens.
> Ermöglicht die Erkennung von Arrhythmien, Myokardinfarkten und anderen Anomalien.

Echokardiographie (Echo) :
> Verwendet Ultraschallwellen, um Bilder des sich bewegenden Herzens zu erzeugen.
> Kann die Größe, Form und Funktion der Ventrikel und Klappen beurteilen und Herzfehler erkennen.

Belastungstest (oder Belastungsprobe) :
> Der Patient übt eine körperliche Aktivität aus (oft auf einem Laufband), während seine Herzaktivität überwacht wird.

Wird zur Erkennung der koronaren Herzkrankheit verwendet.

EKG-Holter :

Ein tragbares Gerät, das die elektrische Aktivität des Herzens über einen längeren Zeitraum (oft 24 Stunden) aufzeichnet.

Ermöglicht die Erkennung von intermittierenden Arrhythmien.

Test der kardialen Magnetresonanztomographie (kardiale MRT) :

Verwendet Magnetfelder, um detaillierte Bilder des Herzens zu erzeugen.

Kann Kardiomyopathien, Herztumore und andere Anomalien erkennen.

Computertomographie des Herzens (CT des Herzens) :

Eine Form der Röntgenaufnahme, die detaillierte Querschnittsbilder des Herzens liefert.

Wird häufig zur Darstellung der Koronararterien und zum Nachweis von Kalziumablagerungen verwendet.

Herzkatheteruntersuchung (oder Koronarangiographie) :

Ein Katheter wird in eine Arterie eingeführt und zum Herzen geführt.

Ermöglicht die Messung von Druck, die Analyse des Blutflusses und die Injektion eines Farbstoffs zur Darstellung der Koronararterien.

Koronarographie :

Eine spezielle Form der Herzkatheteruntersuchung, bei der ein Farbstoff injiziert wird, um die Koronararterien mit Hilfe von Röntgenaufnahmen sichtbar zu machen.

Nuklearer Belastungstest :

Eine kleine Menge einer radioaktiven Substanz wird injiziert, und der Patient führt einen Belastungstest durch.

Die Bilder werden aufgenommen, um den Blutfluss zum Herzen während des Trainings zu bewerten.

Tilt-test :

Der Patient wird auf einen Tisch gelegt, dessen Winkel sich ändert.

Wird verwendet, um die Ursachen von unerklärlichen Ohnmachtsanfällen zu diagnostizieren.

Elektrophysiologie (EP) :

Untersuchung der elektrischen Schaltkreise des Herzens.

Ermöglicht es, die Quelle der Arrhythmien zu lokalisieren und die beste Behandlung zu bestimmen.

Herzereignismonitor :

Ein tragbares Gerät, das vom Patienten aktiviert werden kann, wenn er Symptome verspürt.

Zeichnet die elektrische Aktivität während dieser Episoden auf.

Diese diagnostischen Instrumente, die oft in Kombination verwendet werden, bieten dem Kardiologen einen detaillierten Überblick über die Herzfunktion und mögliche Krankheiten. Sie sind von entscheidender Bedeutung, um die Therapieentscheidungen zu leiten und die Ergebnisse für Patienten mit Herzkrankheiten zu verbessern.

Kapitel 3 :
VOR DER OPERATION -
DIE PRÄOPERATIVE ROLLE
DES KRANKENPFLEGERS

Präoperative Bewertung des Patienten

Die präoperative Beurteilung des Patienten, der für eine Herzoperation in Frage kommt, ist ein entscheidender Schritt, um den Erfolg des Eingriffs zu sichern und die Risiken zu minimieren. Diese umfassende Beurteilung umfasst klinische, funktionelle, psychologische und soziale Aspekte. Ziel ist es, mögliche Probleme zu identifizieren, die den Verlauf der Operation und die postoperative Erholung beeinflussen könnten.

Klinische   Bewertung :
Krankengeschichte: Sammlung der medizinischen Vorgeschichte, früherer Operationen, aktueller Medikamente und Allergien.
Körperliche Untersuchung: Bewertung des allgemeinen Zustands, der Herzfunktion (Auskultation, Palpation), der Lungenfunktion und anderer Körpersysteme.
Diagnostische Tests :
Elektrokardiogramm (EKG): Analyse der elektrischen Aktivität des Herzens.
Echokardiographie: Bewertung der Herzfunktion und -struktur.
Thoraxröntgen: Untersuchung der Lunge und der Größe/Form des Herzens.
Bluttests: Bewertung der Nieren- und Leberfunktion, der Elektrolytwerte, des kompletten Blutbildes und der Blutgerinnung.

Belastungstest: Bewertung der Herzleistung bei sportlicher Betätigung.

Herzkatheterisierung: Falls erforderlich, um den Zustand der Koronararterien und der Herzkammern zu beurteilen.

Funktionelle Bewertung :

Beurteilung der Fähigkeit des Patienten, alltägliche Aktivitäten auszuführen.

Identifizierung von Funktionseinschränkungen, die eine postoperative Rehabilitation erforderlich machen könnten.

Psychosoziale Bewertung :

Beurteilung des psychologischen Zustands des Patienten, seiner Fähigkeit, die postoperativen Empfehlungen zu verstehen und sich daran zu halten.

Berücksichtigung der familiären oder sozialen Unterstützung, die nach der Operation zur Verfügung steht.

Ernährungsbewertung :

Bewertung des Ernährungszustands, um mögliche Mangelerscheinungen zu erkennen.

Ratschläge und Empfehlungen zur Optimierung der präoperativen Ernährung.

Bewertung der Anästhesierisiken :

Konsultation mit dem Anästhesisten, um die spezifischen Risiken der Anästhesie zu bewerten.

Besprechung der möglichen Anästhesiemethoden und der postoperativen Schmerzbehandlung.

Bewertung anderer Systeme :

Lungenfunktion, Nierentests, neurologische Beurteilung, falls erforderlich, in Abhängigkeit von der Vorgeschichte des Patienten und den erwarteten Risiken der Operation.

Diskussion mit dem Patienten und seiner Familie :
Darstellung der Risiken, Vorteile und Alternativen zur Operation.
Einholung der informierten Zustimmung.

Diese umfassende präoperative Beurteilung zielt darauf ab, dem Patienten die beste Chance auf einen chirurgischen Erfolg zu bieten und gleichzeitig die möglichen Komplikationen zu reduzieren. Sie erfordert eine enge Zusammenarbeit zwischen Kardiologen, Chirurgen, Anästhesisten, Krankenschwestern und anderen Gesundheitsfachkräften, um eine optimale Versorgung des Patienten zu gewährleisten.

Patientenschulung :
Mentale und physische Vorbereitung

Die Aufklärung des Patienten vor einer Herzoperation ist eine wichtige Säule des präoperativen Prozesses. Eine Operation, insbesondere wenn sie ein so lebenswichtiges Organ wie das Herz betrifft, kann für viele Patienten eine erschütternde Erfahrung sein. Die damit verbundenen emotionalen, psychologischen und physischen Herausforderungen erfordern eine sorgfältige Vorbereitung.

Einerseits ist die mentale Vorbereitung von entscheidender Bedeutung. Sie ermöglicht es dem Patienten, die Art des Eingriffs, seine Vorteile, Risiken und langfristigen Auswirkungen zu verstehen. Durch die Aneignung dieses Wissens kann der Patient nach und nach seine Angst, Furcht oder andere Gefühle der Unsicherheit kontrollieren. Die Ärzteteams können durch Informationsveranstaltungen, Aufklärungsbroschüren oder Berichte anderer Patienten, die ähnliche Erfahrungen gemacht haben, viel dazu beitragen, die Chirurgie zu entmythologisieren. Es ist auch wichtig, die Patienten zu ermutigen, Fragen zu stellen, ihre Bedenken zu äußern und ihre Gefühle mit ihren Angehörigen oder medizinischem Fachpersonal zu besprechen.

Auf der anderen Seite ist die körperliche Vorbereitung ebenso wichtig. Sie umfasst mehrere Aspekte. Zunächst geht es darum, die körperliche Verfassung des Patienten zu optimieren, um eine schnelle postoperative Erholung zu ermöglichen. Dies kann durch Ausdauer-, Muskelaufbau- oder Atemübungen geschehen, die immer an die individuelle Situation des Patienten angepasst werden. Zweitens ist es wichtig, den Patienten über die Bedeutung einer ausgewogenen Ernährung aufzuklären, um das Immunsystem zu stärken und das Risiko von postoperativen Infektionen zu verringern. Darüber hinaus können Schulungen organisiert werden, in denen der Patient über Schmerzbewältigungstechniken, Bewegungsabläufe nach der Operation und das Erkennen und Melden möglicher Komplikationen unterrichtet wird.

Die Patientenaufklärung ist ein kontinuierlicher und bidirektionaler Prozess. Sie ist eine enge Zusammenarbeit zwischen dem Patienten, seinen Angehörigen und dem medizinischen Team. Indem man den Patienten mit Wissen ausstattet, ihn mit den notwendigen Hilfsmitteln versorgt und ihn ermutigt, ein aktiver Akteur auf seinem Behandlungsweg zu sein, bietet man ihm die besten Chancen auf Erfolg, sowohl in geistiger als auch in körperlicher Hinsicht.

Koordination mit dem Chirurgenteam

Die Koordination mit dem Chirurgenteam ist einer der wichtigsten Schritte bei der Behandlung eines Patienten in der Herzchirurgie. Sie garantiert nicht nur den Erfolg des

Eingriffs, sondern auch die Sicherheit und das Wohlbefinden des Patienten. Diese Koordination gleicht einem medizinischen Ballett, bei dem jeder Fachmann eine Schlüsselrolle spielt.

Zunächst ist da der Herzchirurg, der die Operation durchführt und den Operationsplan auf der Grundlage der Diagnose des Patienten erstellt. Seine Koordination mit dem Team ist entscheidend, um sicherzustellen, dass jeder Schritt der Operation wie geplant abläuft. Er muss auch eng mit dem Anästhesisten zusammenarbeiten, der eine entscheidende Rolle dabei spielt, sicherzustellen, dass der Patient während der Operation stabil bleibt. Der Anästhesist muss über jeden Schritt der Operation informiert werden, damit er seine Anästhesiestrategie entsprechend anpassen kann.

Dann gibt es noch die OP-Krankenschwestern. Sie bereiten das Operationsfeld vor, unterstützen den Chirurgen mit den notwendigen Instrumenten und sorgen dafür, dass die Umgebung steril bleibt. Ihre Rolle ist für den reibungslosen Ablauf der Operation und die Minimierung des Infektionsrisikos von entscheidender Bedeutung.

Auch außerhalb des OPs spielt das Koordinationsteam eine entscheidende Rolle. Dazu gehören das klinische Pflegepersonal, das den Patienten auf die Operation vorbereitet, ihn über das Verfahren aufklärt und ihn nach der Operation betreut, sowie die medizinischen Assistenten, die sich um Termine, Tests und die Logistik des Krankenhausaufenthalts kümmern.

Es ist auch wichtig, sich mit Spezialisten wie Kardiologen, Radiologen und anderen medizinischen Fachkräften abzustimmen, die wertvolle Informationen über den Zustand des Patienten und die besten Behandlungsprotokolle liefern können.

Schließlich ist die Kommunikation mit dem Patienten und seiner Familie ein ebenso wichtiger Aspekt der Koordination. Das Chirurgenteam muss sicherstellen, dass der Patient die Art des Eingriffs, die damit verbundenen Risiken und die postoperativen Erholungsphasen versteht.

Insgesamt ist die Koordination mit dem chirurgischen Team ein komplexer Prozess, der eine offene Kommunikation, gegenseitigen Respekt zwischen den Fachleuten und eine ständige Konzentration auf das Wohl des Patienten erfordert. Jedes Teammitglied bringt sein eigenes Fachwissen mit ein und nur wenn sie synchron zusammenarbeiten, können sie das beste Ergebnis für den Patienten gewährleisten.

Kapitel 4 :
IM OPERATIONSSAAL -
AN DER SEITE DES CHIRURGEN

Sterile Vorbereitung
und Einführung von Instrumenten

Die sterile Vorbereitung und das Einsetzen der Instrumente sind kritische Schritte im Verlauf einer Herzoperation. Sie gewährleisten die Sicherheit des Patienten, indem sie das Infektionsrisiko verhindern, und erleichtern dem OP-Team den reibungslosen Ablauf des Eingriffs. Obwohl diese Schritte für erfahrene Fachleute routinemäßig erscheinen mögen, erfordern sie höchste Konzentration und eine strenge Methodik.

Die sterile Vorbereitung beginnt lange bevor der Patient den Operationssaal betritt. Sie erfordert eine gründliche Desinfektion des Saals, der Ausrüstung und natürlich des Patienten selbst. Jede Oberfläche, jedes Werkzeug und jedes Paar Hände, das mit dem Operationsfeld in Berührung kommt, muss sterilisiert werden. Dies bedeutet, dass der Raum gründlich gereinigt werden muss, dass die Hände und Unterarme des Personals antiseptisch gewaschen werden müssen, dass sterile OP-Kleidung getragen werden muss und dass das OP-Tuch zur Isolierung des Operationsbereichs verwendet werden muss.

Auch das Einsetzen der Instrumente ist eine Kunst für sich. Jedes Instrument hat eine spezifische Funktion und seine sofortige Verfügbarkeit kann den Unterschied zwischen einer reibungslosen Operation und einer komplizierteren Situation ausmachen. Die Instrumente werden in der Regel auf sterilen Sieben angeordnet, wobei die Reihenfolge ihrer

Verwendung oder ihre Funktion berücksichtigt wird. Die OP-Schwester oder der OP-Assistent kennt diese Instrumente in- und auswendig und weiß genau, wo sich jedes Werkzeug befindet, so dass er es dem Chirurgen im Bruchteil einer Sekunde zur Verfügung stellen kann, wenn dieser es anfordert.

Der Prozess der sterilen Vorbereitung und des Einsetzens von Instrumenten wird von strengen Protokollen begleitet, die jeden Schritt definieren. Diese Protokolle sind das Ergebnis jahrzehntelanger Erfahrung in der Chirurgie und wurden entwickelt, um die Sicherheit des Patienten zu maximieren und gleichzeitig dem chirurgischen Team eine optimale Arbeitsumgebung zu bieten.

Während des gesamten Eingriffs muss die Sterilität aufrechterhalten werden. Das bedeutet, dass jede Bewegung und jeder Handgriff mit größter Vorsicht ausgeführt werden muss. Wenn ein Instrument herunterfällt oder das sterile Feld in irgendeiner Weise beeinträchtigt wird, müssen sofort Maßnahmen ergriffen werden, um die Situation zu korrigieren und den Patienten zu schützen.

Die sterile Vorbereitung und das Einsetzen der Instrumente sind stille, aber absolut entscheidende Schritte in der Chirurgie. Sie zeugen von der Hingabe des Operationsteams, die Sicherheit und das Wohlbefinden des Patienten zu gewährleisten und dabei mit äußerster Effizienz und Präzision zu arbeiten.

Kontinuierliche Überwachung des Patienten

Die kontinuierliche Überwachung des Patienten während und nach einer Herzoperation ist ein wesentlicher Bestandteil der medizinischen Versorgung. Sie dient nicht nur der Sicherheit des Patienten, sondern auch der frühzeitigen Erkennung von Komplikationen oder Veränderungen im Zustand des Patienten, die eine Intervention erforderlich machen könnten. In der dynamischen und oft unvorhersehbaren Umgebung der Herzchirurgie ist eine strenge Überwachung der Schlüssel, um sicherzustellen, dass der Patient in jeder Phase seiner Genesung die bestmögliche Versorgung erhält.

Während der Operation spielt der Anästhesist eine zentrale Rolle bei der ständigen Überwachung der Vitalfunktionen des Patienten. Dazu gehören die Herzfrequenz, der Blutdruck, die Sauerstoffsättigung und andere spezifische Parameter wie die Höhe der Anästhesie. Jede Schwankung dieser Parameter kann auf ein Problem hinweisen, das eine sofortige Intervention erfordert. Der Anästhesist verwendet eine Reihe von Geräten, darunter Herzmonitore und Pulsoximeter, um den Zustand des Patienten in Echtzeit zu überwachen.

Nach der Operation, wenn der Patient auf die Intensivstation oder die herzchirurgische Station verlegt wird, ist die kontinuierliche Überwachung von entscheidender Bedeutung. Herzmonitore zeichnen kontinuierlich die elektrische Aktivität des Herzens auf, während andere Geräte den Blutdruck, die Atemfrequenz und die Körpertemperatur messen. Das Pflegepersonal, das bei der Überwachung an vorderster Front steht, beobachtet und interpretiert diese Daten und beurteilt den Patienten regelmäßig auf Anzeichen von Stress oder Komplikationen.

Die Überwachung endet jedoch nicht bei den Maschinen und Bildschirmen. Sie umfasst auch wiederholte klinische Beurteilungen, um sicherzustellen, dass der Patient ordnungsgemäß aus der Narkose erwacht, dass seine neurologischen Funktionen intakt sind, dass seine Operationswunden wie erwartet heilen und dass er keine

Anzeichen einer Infektion aufweist. Schmerzen, Unwohlsein, Verwirrung oder andere Symptome, die vom Patienten selbst berichtet werden, sind ebenfalls wertvolle Indikatoren, die das medizinische Team auf mögliche Probleme hinweisen können.

Die Kommunikation zwischen dem medizinischen Team ist in diesem Überwachungsprozess von entscheidender Bedeutung. Pfleger, Ärzte, Physiotherapeuten und andere Spezialisten tauschen ständig Informationen über den Zustand des Patienten aus und stellen sicher, dass jeder Fachmann über die neuesten Entwicklungen informiert ist.

Die kontinuierliche Überwachung des Patienten in der Herzchirurgie ist ein komplexes Ballett, bei dem modernste Technologie und klinische Kompetenz zusammenwirken, um ein unschätzbares Sicherheitsnetz zu bieten. Dank dieser ständigen Aufmerksamkeit und Wachsamkeit können Komplikationen frühzeitig erkannt und proaktiv behandelt werden, wodurch die Chancen auf Genesung und Erfolg für jeden Patienten maximiert werden.

Chirurgische Unterstützung : die wichtigsten Momente

Die chirurgische Assistenz in der Herzchirurgie ist ein präziser und synchronisierter Tanz, bei dem jede Handlung, jede Entscheidung und jede Geste zählt. Diese Koordination zwischen dem Hauptchirurgen und seinem Assistenten ist entscheidend für den Erfolg der Operation und das Wohlbefinden des Patienten. Hier ein Überblick über die wichtigsten Momente der chirurgischen Assistenz in der Herzchirurgie.

1. Vorbereitung vor der Operation :
Noch bevor der Patient in den Operationssaal gebracht wird, arbeitet der chirurgische Assistent eng mit dem Chirurgen zusammen, um den Eingriff vorzubereiten. Dies beinhaltet die Durchsicht der Krankenakte des Patienten, die Besprechung der anzuwendenden Techniken und die Vorbereitung der erforderlichen Instrumente und Ausrüstung.

2. Lagerung des Patienten :
Sobald der Patient eingeschlafen ist, hilft der Assistent, ihn richtig auf dem Operationstisch zu positionieren. Dieser Schritt ist entscheidend, um einen optimalen Zugang zum Operationsbereich zu gewährleisten und gleichzeitig den Patienten vor möglichen Verletzungen oder Komplikationen zu schützen.

3. Chirurgische Eröffnung :
Bei der ersten Inzision und dem Zugang zum Herzen spielt der Assistent eine entscheidende Rolle, indem er das Gewebe festhält, Spreizer verwendet, um dem Chirurgen ein klares Sichtfeld zu verschaffen, und die Bedürfnisse des Chirurgen voraussieht, um den Zugang zu erleichtern.

4. Kritische Momente der Intervention :
In heiklen Phasen, wie dem Einsetzen eines Bypasses oder der Reparatur einer Klappe, ist der Assistent da, um die notwendigen Instrumente bereitzustellen, Flüssigkeiten abzusaugen oder zu nähen. Jeder Handgriff wird koordiniert und jede Handlung vorausschauend geplant.

5. Schließen :
Nachdem die Hauptherzoperation abgeschlossen ist, hilft der Assistent bei der Schließung des Operationsbereichs. Dies beinhaltet häufig das Anbringen von Nähten, die Überprüfung der Hämostase (um sicherzustellen, dass es keine Blutungen gibt) und das Anlegen von Verbänden.

6. Endabrechnung der Instrumente :
Um die Sicherheit des Patienten zu gewährleisten, stellt der chirurgische Assistent zusammen mit der Stationsschwester sicher, dass alle Instrumente, die während der Operation verwendet werden, abgerechnet werden und dass keine Gegenstände im Patienten zurückgelassen werden.

7. Transfer und Kommunikation :
Nach der Operation spielt der OP-Assistent eine Schlüsselrolle bei der Verlegung des Patienten in den Aufwachraum oder auf die Intensivstation. Er ist auch wichtig, um die Details der Operation an das Nachsorgeteam weiterzugeben.

Diese Schlüsselmomente unterstreichen die unverzichtbare Rolle des chirurgischen Assistenten in der Herzchirurgie. Seine Fähigkeit, die Bedürfnisse des Chirurgen zu antizipieren, schnell auf unvorhergesehene Ereignisse zu reagieren und mit dem gesamten Operationsteam harmonisch zusammenzuarbeiten, ist entscheidend, um die besten Ergebnisse für den Patienten zu gewährleisten.

Kapitel 5 :
NACH DER OPERATION -
POSTOPERATIVE PFLEGE

Unmittelbare postoperative Überwachung: Vitalzeichen und mögliche Komplikationen

Die unmittelbare postoperative Überwachung nach einer Herzoperation ist eine kritische Phase, in der dem Patienten maximale Aufmerksamkeit gewidmet werden muss. Die ersten Stunden nach einem solchen Eingriff sind entscheidend, um mögliche Komplikationen schnell zu erkennen und zu behandeln. Die Vitalzeichen und physiologischen Parameter des Patienten werden sorgfältig überwacht und spiegeln die Funktion des Körpers und des frisch operierten Herzens wider.

1. Vitalzeichen :

- **Herzfrequenz: Sie** werden ständig auf Arrhythmien oder Unregelmäßigkeiten des Herzrhythmus überwacht.
- **Blutdruck:** Der Blutdruck muss stabil sein. Hoher oder niedriger Blutdruck kann auf eine Blutung oder eine Schwäche des Herzmuskels hinweisen.
- **Sauerstoffsättigung:** Ein Abfall könnte ein Problem mit der Lungen- oder Herzfunktion bedeuten.
- **Atemfrequenz:** Diese wird überwacht, insbesondere wenn der Patient noch intubiert ist oder Anzeichen von Atemnot aufweist.
- **Körpertemperatur:** Fieber könnte auf eine Infektion hindeuten, während eine Hypothermie das Ergebnis der extrakorporalen Zirkulation sein könnte, die während der Operation eingesetzt wurde.

2. Mögliche Komplikationen, auf die Sie achten sollten :

Herztamponade: Eine Flüssigkeitsansammlung im Perikard, die das Herz zusammendrücken kann.

Blutung: Nach einer Herzoperation kommt es häufig zu Blutverlust. Eine Überwachung der Drainagen und Drainagevorrichtungen ist unerlässlich.

Thromboembolie: Gerinnsel können sich bilden und einen Schlaganfall oder eine Lungenembolie verursachen.

Niereninsuffizienz: Die Nieren können durch die Operation oder den extrakorporalen Kreislauf beeinträchtigt werden. Die Harnstoff- und Kreatininwerte werden überwacht.

Fehlfunktion des Transplantats: Nach einer Herztransplantation muss die Funktion des neuen Herzens überwacht werden.

3. Andere zu überwachende Parameter :

Schmerzen: Die Behandlung der Schmerzen des Patienten ist von entscheidender Bedeutung für die Genesung.

Lungenfunktion: Die Auskultation und die Messung der Lungenkapazität helfen, mögliche Komplikationen der Atmung zu erkennen.

Neurologische Zeichen: Das Bewusstsein, die Bewegungsfähigkeit, die Sprache und andere neurologische Zeichen werden auf mögliche Hirnschäden untersucht.

4. Kommunikation mit dem Patienten :

Es ist wichtig, den Patienten zu beruhigen, ihn über den Ablauf der Operation zu informieren und seine Fragen zu beantworten. Diese Kommunikation stärkt das Vertrauen des Patienten in das medizinische Team und erleichtert seine Kooperation während der Überwachungsphase.

Die unmittelbare postoperative Überwachung ist ein entscheidender Moment in der Behandlung von Patienten, die sich einer Herzoperation unterzogen haben. Die schnelle Erkennung und Behandlung potenzieller Komplikationen während dieser Zeit kann den Ausgang und die Genesung des Patienten erheblich beeinflussen.

Schmerzmanagement und Komfort des Patienten

Die Schmerzbehandlung und das Wohlbefinden des Patienten nach einer Herzoperation sind zentrale Elemente für eine optimale Genesung. Unzureichende Schmerzkontrolle kann den Heilungsprozess behindern, das Risiko postoperativer Komplikationen erhöhen und die Lebensqualität des Patienten beeinträchtigen. Im Folgenden wird ein Überblick über die Behandlung gegeben, die medizinische Techniken, Pflege und ergänzende Ansätze miteinander verbindet.

1. Bewertung von Schmerzen :
Vor allem ist es wichtig, die Schmerzen des Patienten regelmäßig zu beurteilen. Hierzu können Schmerzskalen wie die visuelle Analogskala (VAS) oder die numerische Skala verwendet werden. Der Ausdruck, die Haltung und das Verhalten des Patienten sind ebenfalls Schlüsselindikatoren.
2. Schmerzstillende Medikamente :
   Nicht-opioide Analgetika: Wie Paracetamol oder nicht-steroidale entzündungshemmende Medikamente (NSAIDs), die bei leichten bis mäßigen Schmerzen eingesetzt werden.
   Opioide: Wie Morphin oder Fentanyl, die bei mäßigen bis starken Schmerzen verschrieben werden. Sie erfordern aufgrund ihrer Nebenwirkungen eine sorgfältige Überwachung.
   Adjuvante Medikamente : Wie Antikonvulsiva oder Antidepressiva, die zur Behandlung bestimmter

neuropathischer Schmerzen eingesetzt werden können.

3. Nicht-pharmakologische Techniken :

Wärmetherapie: Die Anwendung von Wärme oder Kälte kann den Schmerz lindern.

Massage: Kann helfen, die Muskeln zu entspannen und die Durchblutung zu verbessern.

Entspannung und tiefe Atmung: Hilft, Spannungen und Ängste zu reduzieren.

Frühe Mobilisierung: Die Ermutigung des Patienten, sich zu bewegen und zu gehen, kann dazu beitragen, Steifheit zu verhindern und die Durchblutung zu verbessern.

4. Komfort des Patienten :

Lagerung : Sorgen Sie für eine bequeme Position im Bett und ändern Sie die Position des Patienten regelmäßig, um Druckgeschwüren vorzubeugen.

Hygiene: Regelmäßige Pflege der Haut und der Schleimhäute sowie Mundspülungen können den Komfort verbessern.

Ernährung: Eine angemessene Ernährung kann die Genesung unterstützen und das Wohlbefinden steigern.

5. Patientenschulung :

• Es ist wichtig, den Patienten darüber zu informieren, wie wichtig es ist, seine Schmerzen zu melden, welche Medikamente verschrieben werden und welche Nebenwirkungen sie haben können. Der Patient muss auch über die nicht-medikamentösen Techniken informiert werden, die ihm zur Verfügung stehen.

6. Regelmäßige Überwachung :

• Die Schmerzen und das Wohlbefinden des Patienten müssen regelmäßig neu bewertet werden, um sicherzustellen, dass die Maßnahmen wirksam sind und um den Pflegeplan gegebenenfalls anzupassen.

7. Ergänzende Ansätze :
  • Techniken wie Akupunktur, Bewegungstherapie oder Musik können je nach den Bedürfnissen und Vorlieben des Patienten ebenfalls erforscht werden.

Das Schmerz- und Komfortmanagement nach einer Herzoperation ist multidimensional und erfordert eine enge Zusammenarbeit zwischen dem Patienten, dem Pflegeteam und den Angehörigen. Ein effektives Management kann die Genesung beschleunigen, die Zufriedenheit des Patienten erhöhen und das Risiko von Komplikationen verringern.

Patientenbildung für die Abholung zu Hause

Die Aufklärung des Patienten über die häusliche Erholung nach einer Herzoperation ist entscheidend für eine sichere und effektive Genesung. Die ersten Wochen zu Hause erfordern sowohl für den Patienten als auch für die pflegenden Angehörigen besondere Aufmerksamkeit. Die Rückkehr nach Hause ist ein Moment, auf den man sich freut, der aber manchmal auch Anlass zur Sorge gibt. Daher ist die Vorbereitung des Patienten auf die Rückkehr nach Hause von entscheidender Bedeutung.

1. Körperliche Aktivitäten :
  Progressive Mobilisierung: Der Patient sollte sein Aktivitätsniveau allmählich erhöhen, beginnend mit kurzen täglichen Spaziergängen.
  Einschränkungen: Vermeiden Sie in den ersten Wochen das Heben schwerer Gegenstände und anstrengende Tätigkeiten.
  Rehabilitation: Falls erforderlich, kann ein kardiales Rehabilitationsprogramm empfohlen werden, um das Herz zu stärken und die Ausdauer zu verbessern.

42

2. Wundversorgung :

Überwachung: Untersuchen Sie die Wunde täglich auf Anzeichen einer Infektion, wie Rötung, Nässen oder Aufspreizen der Nähte.

Reinigung: Folgen Sie den Anweisungen zur Reinigung der Wunde und zum Wechseln der Verbände.

3. Medikamente :

Einhaltung der Vorschriften : Nehmen Sie alle Medikamente wie angegeben und ohne Unterbrechung ein, es sei denn, Ihr Arzt hat Ihnen etwas anderes empfohlen.

Nebenwirkungen: Sie sollten sich möglicher Nebenwirkungen bewusst sein und wissen, wann Sie einen Arzt aufsuchen sollten.

4. Ernährung :

Ausgewogene Ernährung: Befolgen Sie eine herzgesunde Diät, die reich an Obst, Gemüse und Vollkornprodukten ist und wenig Salz und gesättigte Fettsäuren enthält.

Einschränkung der Flüssigkeitsaufnahme: Auf Anraten des Arztes kann die Wasseraufnahme eingeschränkt werden.

5. Warnzeichen :

• Informieren Sie den Patienten über Symptome, die einen dringenden Arztbesuch erfordern, wie z.B. Brustschmerzen, abnormale Kurzatmigkeit, Herzklopfen oder Ödeme.

6. Medizinische Betreuung :

Konsultationen: Halten Sie alle postoperativen Termine mit dem Chirurgen und dem Kardiologen ein.

Bilanz: Regelmäßige Untersuchungen wie Blutentnahmen oder Elektrokardiogramme können vereinbart werden.

7. Emotionales Wohlbefinden :

Unterstützung: Ermutigen Sie den Patienten, seine Gefühle und Sorgen zu äußern. Eine Herzoperation kann emotionale Auswirkungen haben.

Selbsthilfegruppen: Einige Patienten profitieren vom Erfahrungsaustausch mit anderen, die sich einer ähnlichen Operation unterzogen haben.

8. Verschiedene Ratschläge :

Rauchen: Um das Herz zu schützen, müssen Sie unbedingt mit dem Rauchen aufhören.

Schlaf: Sorgen Sie für eine ausreichende Ruhezeit und vermeiden Sie lange Nickerchen, die den Nachtschlaf stören können.

9. Implikationen für pflegende Angehörige :

Die Angehörigen müssen in der notwendigen Pflege und der Überwachung der Symptome geschult werden. Sie spielen eine Schlüsselrolle bei der emotionalen und praktischen Unterstützung.

Die häusliche Erholung nach einer Herzoperation ist ein wichtiger Schritt, der Vorbereitung, Aufklärung und Unterstützung erfordert. Mit den richtigen Hilfsmitteln und Informationen kann der Patient eine sichere Heimkehr und eine allmähliche Wiederaufnahme seiner Aktivitäten erwarten.

Kapitel 6 :
PSYCHOLOGISCHE
HERAUSFORDERUNGEN
UND EMOTIONAL

Stress verstehen
und die Angst des Patienten

Der medizinische Weg, insbesondere wenn es sich um so bedeutende Eingriffe wie eine Herzoperation handelt, ist für den Patienten von Momenten der Ungewissheit und Sorge geprägt. Stress und Angst sind zwar bis zu einem gewissen Grad universell, können aber in ihrer Intensität und Art von Person zu Person variieren. Um eine ganzheitliche Pflege anbieten zu können, ist es von entscheidender Bedeutung, diese Gefühle zu verstehen.

1. Entstehung von Stress und Angst :
   - **Angst vor dem Unbekannten:** Vor, während und nach der Operation nicht zu wissen, was einen erwartet, kann Angst verursachen.
   - **Angst vor Schmerzen:** Schmerzen nach der Operation oder sogar im Zusammenhang mit Voruntersuchungen sind eine häufige Sorge.
   - **Bedenken hinsichtlich des Ergebnisses:** Die Angst, dass die Operation nicht die erwartete Wirkung hat oder zu Komplikationen führt.
   - **Finanzielle Auswirkungen:** Die Kosten für Behandlungen, Medikamente und postoperative Pflege können belastend sein.
2. Physiologische Manifestationen :
Stress und Angst können sich durch Symptome wie :
   - Herzklopfen.
   - Ein Anstieg des Blutdrucks.
   - Schlafstörungen.

Magenschmerzen oder Verdauungsstörungen.

3. Auswirkungen auf die Genesung :

Ein hohes Maß an Angst kann :

Verlängerung der Heilungsdauer.

Die Fähigkeit des Patienten, medizinische Empfehlungen zu befolgen, beeinträchtigen.

Exazerbieren Sie den empfundenen Schmerz.

4. Zuhör- und Kommunikationsstrategien :

Fragen: Wenn Sie den Patienten regelmäßig fragen, wie er sich fühlt, können Sie seine Bedenken erkennen.

Beruhigung: Die Bereitstellung klarer und präziser Informationen kann dazu beitragen, die Operation zu entmystifizieren und Ängste abzubauen.

Einbeziehen: Die Einbeziehung des Patienten in die Entscheidungen, die seine Versorgung betreffen, macht ihn zu einem Akteur auf seinem Weg durch die Versorgung.

5. Techniken zur Stressbewältigung :

Entspannungstechniken: Tiefes Atmen, Meditation oder Visualisierung können bei der Bewältigung von Angstzuständen helfen.

Kognitive Verhaltenstherapie: Dieser Ansatz kann helfen, negative Gedanken zu identifizieren und zu verändern.

Psychologische Unterstützung: Eine Konsultation mit einem Psychologen oder Psychiater kann von Vorteil sein.

Selbsthilfegruppen: Der Austausch von Erfahrungen mit anderen Patienten kann ein Gefühl der Solidarität vermitteln.

6. Auswirkungen auf die Angehörigen :

Es ist wichtig zu erkennen, dass die Ängste des Patienten auch seine Angehörigen betreffen können. Die Unterstützung und Aufklärung der Angehörigen über die Gefühle des Patienten ist für einen integrierten Pflegeansatz von entscheidender Bedeutung.

Das Erkennen und Ansprechen von Stress und Ängsten der Patienten ist ein wesentlicher Aspekt der prä- und postoperativen Pflege. Eine einfühlsame und ganzheitliche Betreuung macht nicht nur den medizinischen Ablauf menschlicher, sondern kann auch die klinischen Ergebnisse und die Zufriedenheit des Patienten verbessern.

Bieten Sie emotionale Unterstützung

Die emotionale Unterstützung eines Patienten, insbesondere in einem medizinischen Kontext, ist ebenso lebenswichtig wie die physiologische Versorgung. Der Weg zur Genesung ist nicht nur mit Medikamenten und Operationen gepflastert, sondern auch tief in der psychologischen Dimension des Wohlbefindens verwurzelt. Die Belastung durch Emotionen, sei es die Angst vor einer Diagnose, die Furcht vor einem Verfahren oder der Schmerz, kann oft die körperlichen Beschwerden selbst in den Schatten stellen.

Die Rolle des medizinischen Personals und des weiteren Umfelds des Patienten ist bei der Unterstützung von entscheidender Bedeutung. Ein offenes Ohr anzubieten, präsent zu sein und zu beruhigen, kann einen großen Unterschied machen. In diesem sensiblen Ballett der Emotionen kann das einfache Halten der Hand eines Patienten oder ein paar aufmunternde Worte die Last seiner Sorgen erleichtern. Es geht auch darum, eine Umgebung zu schaffen, die Gelassenheit und Vertrauen fördert.

Die Einrichtung von psychologischen Sprechstunden, Entspannungs- und Meditationssitzungen sowie die Schulung des Personals in einfühlsamer Kommunikation sind wertvolle Instrumente. Selbsthilfegruppen, in denen Patienten ihre Erfahrungen austauschen, können ebenfalls einen sicheren Raum bieten, in dem Emotionen nicht nur anerkannt, sondern auch wertgeschätzt werden.

Emotionale Unterstützung endet jedoch nicht an den Wänden des Krankenhauses oder der Klinik. Familie und Freunde spielen eine wichtige Rolle. Ihre Anwesenheit, ihr Verständnis und ihre Geduld können dem Patienten helfen, sich verwurzelt, unterstützt und geliebt zu fühlen und so ein Sicherheitsnetz um ihn herum zu schaffen.

Die emotionale Dimension der medizinischen Versorgung ist nicht nur eine Ergänzung, sondern steht in einem inneren Zusammenhang mit der Art und Weise, wie Patienten gesund werden, ihre Krankheit wahrnehmen und ihren Weg zurück in ein erfülltes und bereicherndes Leben finden. Emotionale Bedürfnisse zu erkennen, zu würdigen und auf sie einzugehen ist daher ein grundlegender Schritt für eine umfassende medizinische Versorgung.

Pflege der eigenen psychischen Gesundheit

Die Pflege der eigenen psychischen Gesundheit ist nicht nur ein Luxus, sondern eine lebenswichtige Notwendigkeit. In einer Welt, in der das Tempo, die täglichen Herausforderungen und die gesellschaftlichen Anforderungen scheinbar endlos sind, ist es für ein ausgeglichenes und erfülltes Leben unerlässlich, dem psychologischen Wohlbefinden besondere Aufmerksamkeit zu schenken.

Das Erkennen der eigenen Emotionen ist der erste Schritt, um die Verantwortung für die **eigene** psychische Gesundheit zu übernehmen. Jeder von uns kann zu irgendeinem Zeitpunkt Stress, Angst, Traurigkeit oder andere Emotionen empfinden. Diese Gefühle sind kein

Zeichen von Schwäche, sondern spiegeln unsere Erfahrungen, Herausforderungen und unser Menschsein wider. Sie zu akzeptieren, ohne zu urteilen, hilft uns, besser zu verstehen, was wir durchmachen und nach geeigneten Lösungen zu suchen.

Auch **die Lebensgewohnheiten** spielen eine entscheidende Rolle. Eine ausgewogene Ernährung, regelmäßige körperliche Betätigung und guter Schlaf sind alles Faktoren, die sich positiv auf unseren Geisteszustand auswirken. Die Verbindung zwischen Körper und Geist ist untrennbar, und die Pflege des einen kommt immer dem anderen zugute.

Momente der Entspannung und des Auftankens sind unverzichtbar. Ob durch Meditation, Lesen, Kunst oder einfach einen Spaziergang in der Natur, es ist wichtig, sich Momente zu gönnen, um abzuschalten, sich zu zentrieren und unsere emotionalen Batterien wieder aufzuladen.

Dialog und Austausch können in schwierigen Zeiten ein Rettungsanker sein. Wenn Sie Ihre Sorgen mit Freunden, Familienmitgliedern oder Fachleuten besprechen, kann dies helfen, die Dinge in die richtige Perspektive zu rücken, Unterstützung zu finden und Emotionen zu lösen.

Aufklärung und Sensibilisierung sind ebenfalls Schlüsselfaktoren. Das Verständnis der Frühwarnzeichen psychischer Störungen, die Kenntnis der verfügbaren Ressourcen und das Wissen um die neuesten Entwicklungen im Bereich der psychischen Gesundheit können dazu beitragen, psychischen Herausforderungen vorzubeugen und sie effektiv zu bewältigen.

Wir sollten nicht vergessen, dass **Hilfe zu suchen** kein Zeichen von Schwäche, sondern von Stärke ist. In einigen Fällen kann die Konsultation einer psychosozialen Fachkraft, sei es ein Therapeut, Berater oder Psychiater, der beste Weg sein, um die Hindernisse anzugehen und zu überwinden.

Sich um seine eigene psychische Gesundheit zu kümmern ist eine kontinuierliche Reise, die aus Verständnis, Akzeptanz und Proaktivität besteht. Es ist eine Verpflichtung uns selbst gegenüber, die es uns ermöglicht, nicht nur durch die Stürme des Lebens zu navigieren, sondern auch die Momente der Gelassenheit zu genießen.

Kapitel 7 :
ARBEITEN IM TEAM
IN DER HERZCHIRURGIE

Effektiv kommunizieren mit
Chirurgen, Anästhesisten
und andere Teammitglieder

Kommunikation ist die Lebensader, die den gesamten medizinischen Prozess durchdringt, und sie ist besonders wichtig innerhalb eines chirurgischen Teams. Die Komplexität und Präzision, die in der Herzchirurgie erforderlich sind, machen die Kommunikation zu einem nicht verhandelbaren Element für die Sicherheit und das Wohlergehen der Patienten.

Um sich in der dynamischen und anspruchsvollen Landschaft des Operationssaals zurechtzufinden, bedarf es einer bemerkenswerten Beherrschung der Sprache, der Gestik und des Zuhörens. Die Nuancen der einzelnen Spezialisten, ob Chirurg oder Anästhesist, zu verstehen, ist entscheidend, um ihre Bedürfnisse zu antizipieren und entsprechend zu handeln. Der Informationsaustausch muss klar, prägnant und vor allem zeitnah sein. Es geht nicht nur darum, Nachrichten weiterzuleiten, sondern auch darum, die Feinheiten hinter jeder Anfrage oder Indikation zu verstehen.

Das gegenseitige Vertrauen zwischen allen Teammitgliedern ist der Kitt, der diese Kommunikation zusammenhält. Jeder Fachmann, der sich seiner Rolle und Verantwortung bewusst ist, muss auch das Fachwissen der anderen anerkennen und wertschätzen. In diesem Vertrauen liegt die Fähigkeit, Fragen zu stellen, um Klärung zu bitten oder sogar Vorschläge zu machen.

Die Synergie mit den Anästhesisten ist beispielsweise von entscheidender Bedeutung. Ihre Eingriffe, die weit über eine einfache Sedierung hinausgehen, erfordern eine enge Zusammenarbeit, um den Komfort und die Sicherheit des Patienten zu gewährleisten. Ein ständiger und flüssiger Dialog stellt sicher, dass die Vitalparameter aufrechterhalten werden, dass die Schmerzen kontrolliert werden und dass mögliche Komplikationen sofort erkannt und behandelt werden.

Darüber hinaus ist die Kommunikation nicht auf die kritischen Momente der Operation beschränkt. Die präoperativen Besprechungen, bei denen die Details und Strategien der Operation besprochen werden, sind ebenso entscheidend. Diese Momente ermöglichen es, einen Aktionsplan zu erstellen, potenzielle Hindernisse zu identifizieren und das Team auf die gemeinsamen Ziele auszurichten.

Neben den Worten müssen Sie auch auf das Unausgesprochene, die Gestik, den Tonfall und die allgemeine Atmosphäre im Operationssaal achten. In einer Umgebung, in der jede Sekunde zählt, kann ein einfacher Gesichtsausdruck oder eine Geste eine lebenswichtige Botschaft vermitteln.

Die effektive Kommunikation mit Chirurgen, Anästhesisten und anderen Teammitgliedern ist ein schwieriger Tanz, der von Respekt, Zuhören und Verständnis geprägt ist. Es ist diese Harmonie, diese Symphonie der Interaktion, die sicherstellt, dass jeder Patient eine Behandlung von höchster Qualität erhält.

Die Rolle des Krankenpflegers in multidisziplinären Sitzungen

Die Rolle des Krankenpflegers bei multidisziplinären Besprechungen ist weit mehr als nur die eines Teilnehmers. Er ist die Brücke zwischen dem Patienten und dem medizinischen Team und bringt eine einzigartige Perspektive ein, die sowohl die klinischen als auch die emotionalen Bedürfnisse des Patienten umfasst. In diesen Sitzungen, in denen verschiedene Spezialisten zusammenkommen, um die Pflege zu besprechen, spielt die Krankenschwester mehrere wichtige Rollen.

Erstens ist die Pflegekraft oft der erste Zeuge der Reaktionen des Patienten auf seine Behandlung, seien sie physiologischer, emotionaler oder psychosozialer Art. Er kann wertvolle Informationen über die Wirksamkeit einer Behandlung, über mögliche Nebenwirkungen oder auch über die Sorgen und Gefühle des Patienten liefern. Diese Perspektive ist von grundlegender Bedeutung, da sie sicherstellt, dass die Entscheidungen, die getroffen werden, auf den Patienten ausgerichtet sind und seine gesamte Lebenssituation berücksichtigen.

Darüber hinaus können die Pflegekräfte aufgrund ihrer Ausbildung und ihrer praktischen Erfahrung aktiv zur klinischen Diskussion beitragen. Sie können Fragen stellen, Lösungen vorschlagen und in einigen Fällen sogar Alternativen vorschlagen, die auf ihrem eigenen Fachwissen oder dem Feedback der Patienten beruhen. Dieser Beitrag ist umso wertvoller, je besser das Pflegepersonal mit der täglichen Realität des Patienten vertraut ist.

Das Pflegepersonal spielt auch eine koordinierende Rolle. Da sie an der Schnittstelle vieler Interaktionen stehen - mit dem Patienten, der Familie, den Ärzten, den Therapeuten und anderen Mitgliedern des Pflegeteams - sind sie oft am besten in der Lage, eine reibungslose Kommunikation zwischen allen Beteiligten zu gewährleisten. Sie können Anweisungen klarstellen, an wichtige Informationen erinnern oder einfach dafür sorgen, dass alle auf der gleichen Wellenlänge sind.

Darüber hinaus bringen die Krankenpfleger ihr Fachwissen auch in die Aufklärung und Sensibilisierung ein. Ob es sich um die Erklärung eines Krankheitsbildes, die Erörterung der Auswirkungen einer Behandlung oder die Anleitung eines Patienten bei der präoperativen Vorbereitung handelt, ihre Fähigkeit, komplexe medizinische Konzepte in verständliche Begriffe zu übersetzen, ist von entscheidender Bedeutung. In einer multidisziplinären Gruppe kann diese Fähigkeit dazu beitragen, Behandlungspläne zu formulieren, die nicht nur den klinischen Bedürfnissen entsprechen, sondern auch pragmatisch und praktikabel sind.

Die Rolle des Krankenpflegers in diesen Sitzungen geht über die bloße Teilnahme hinaus. Er ist eine lebenswichtige Stimme, ein Fürsprecher des Patienten, ein wichtiger Mitarbeiter und ein wesentliches Bindeglied in der Pflegekette. In dem großen Orchester des Gesundheitswesens ist die Krankenschwester ein unschätzbarer Musiker, dessen Melodie die gesamte Symphonie beeinflusst und bereichert.

Umgang mit Notfallsituationen im Team

Die Bewältigung von Notfallsituationen im Team ist ein sorgfältig choreographiertes Ballett, bei dem jedes Mitglied eine entscheidende Rolle in einer Symphonie von miteinander verbundenen Aktionen spielt. In diesen intensiven Momenten, in denen jede Sekunde zählt, sind eine reibungslose Koordination, eine klare Kommunikation und gegenseitiges Vertrauen von entscheidender Bedeutung.

Wenn eine Notfallsituation eintritt, ist es unerlässlich, dass das medizinische Team sofort in der Lage ist, eine Notfalldynamik anzunehmen. Das bedeutet, sich schnell zu versammeln, die Situation genau zu beurteilen und fundierte Entscheidungen im Interesse des Patienten zu treffen.

Der erste Schritt ist die Einschätzung. Ob es sich um Atemnot, Herzstillstand oder eine plötzliche Blutung handelt, es ist wichtig, den Ernst der Lage schnell zu erkennen. Häufig ist es der Krankenpfleger, der aufgrund seiner unmittelbaren Nähe zum Patienten den Alarm auslöst und die ersten Maßnahmen einleitet, während er um Hilfe ruft.

Die Kommunikation in solchen Momenten muss kurz und präzise sein. Jedes Teammitglied, ob Arzt, Krankenschwester, Anästhesist oder sonstiges Gesundheitspersonal, muss in der Lage sein, wesentliche Informationen mit wenigen Worten weiterzugeben und dabei die Bedürfnisse der anderen zu verstehen und zu antizipieren. Ein Blick, eine Geste oder ein einfaches Wort können ausreichen, um eine lebenswichtige Nachricht zu übermitteln.

Gegenseitiges Vertrauen ist die geheime Zutat, die dafür sorgt, dass diese komplexe Maschinerie funktioniert. Jeder Fachmann weiß, dass seine Kollegen für diese Situationen ausgebildet wurden und dass sie mit Kompetenz und Sorgfalt handeln werden. Es geht nicht nur um das Vertrauen in die technischen Fähigkeiten, sondern auch um das Vertrauen in die Fähigkeit eines jeden Mitglieds, ruhig zu bleiben, Prioritäten zu setzen und unter Druck zusammenzuarbeiten.

Die Koordination ist jedoch von entscheidender Bedeutung. In einer Notfallsituation gibt es keinen Platz für Doppelarbeit oder Zögern. Jede Maßnahme muss koordiniert werden, um Überschneidungen zu vermeiden und eine optimale Versorgung zu gewährleisten. Dies kann eine vorübergehende Hierarchie erfordern, bei der eine Person (häufig der ranghöchste Arzt oder der Teamleiter) die Zügel in die Hand nimmt und die Maßnahmen leitet.

Aber über das unmittelbare Handeln hinaus bedeutet die Bewältigung von Notfallsituationen als Team auch, sich gegenseitig zu unterstützen. Notfälle sind anstrengend, sowohl physisch als auch emotional. Ein aufmunterndes Wort, eine unterstützende Geste oder sogar nur ein Blick können einen großen Unterschied machen.

Im Angesicht des Notfalls wird das medizinische Team zu einer Einheit, in der jedes Mitglied mit Entschlossenheit und Präzision handelt. Es ist ein Zeugnis der Widerstandsfähigkeit, der Ausbildung und der Hingabe der medizinischen Fachkräfte, die sich gemeinsam bemühen, Leben zu retten.

Kapitel 8 :
TECHNIKEN
UND SPEZIFISCHE VERFAHREN
IN DER HERZCHIRURGIE

Chirurgie am offenen Herzen und minimal-invasive Chirurgie

Die Herzchirurgie mit ihren bemerkenswerten technologischen und medizinischen Fortschritten ist ein Bereich, der sich ständig weiterentwickelt. Das Spektrum reicht von der Chirurgie am offenen Herzen, einem komplexen und invasiven Verfahren, bis hin zur minimalinvasiven Chirurgie, die weniger Traumata und eine schnellere Genesung verspricht. Das Verständnis dieser beiden Pole der Herzchirurgie ist für Krankenschwestern und alle anderen an der Versorgung von Herzpatienten beteiligten Gesundheitsberufe von entscheidender Bedeutung.

Operation am offenen Herzen
a) Definition und Prozess:
Die Operation am offenen Herzen ist ein großer Eingriff, bei dem der Brustkorb des Patienten geöffnet wird, um einen direkten Zugang zum Herzen zu ermöglichen. Dabei übernimmt eine Maschine den Blutkreislauf, während das Herz angehalten wird, um die Operation zu ermöglichen.

b) Übliche Verfahren:
Zu den typischen Verfahren gehören koronare Bypass-Operationen, Herzklappenersatz und die Reparatur angeborener Herzfehler.

c) Rolle des Krankenpflegers:
Das Pflegepersonal spielt eine wesentliche Rolle bei der Vorbereitung des Patienten, der intraoperativen Überwachung und der intensiven postoperativen Pflege. Sie müssen hoch qualifiziert sein, um mit potenziellen Komplikationen umzugehen und eine stabile und kontinuierliche Genesung zu gewährleisten.

Minimalinvasive Chirurgie
a) Definition und Prozess:
Die minimal-invasive Chirurgie, auch bekannt als endoskopische Herzchirurgie, ist eine neuere Technik, die versucht, das Trauma zu minimieren, indem sie viel kleinere Schnitte verwendet und oftmals die vollständige Öffnung des Brustkorbs vermeidet.

b) Übliche Verfahren:
Sie wird häufig bei Herzklappenprozeduren und bestimmten Eingriffen an den Koronararterien verwendet.

c) Rolle des Krankenpflegers:
In diesem Zusammenhang muss das Pflegepersonal mit der Technologie und der Spezialausrüstung vertraut sein und in der Lage sein, eine angemessene postoperative Pflege anzubieten, um eine schnelle Genesung zu fördern und Komplikationen zu minimieren.

Vergleich und Überlegungen für die Zukunft
a) Vor- und Nachteile:
Jede Art der Chirurgie bietet spezifische Vor- und Nachteile. Die Chirurgie am offenen Herzen ist zwar invasiver, ermöglicht aber einen direkten und vollständigen Zugang, während die minimal-invasive Chirurgie das Trauma und die Dauer des Krankenhausaufenthalts erheblich reduziert.

b) Wahl des Verfahrens:
Die Wahl zwischen diesen Methoden hängt von vielen Faktoren ab, u.a. von der spezifischen Art der Herzerkrankung, dem Allgemeinzustand des Patienten und den technischen Möglichkeiten des chirurgischen Teams.

c) Futuristische Entwicklung:

Die Zukunft der Herzchirurgie liegt wahrscheinlich in der kontinuierlichen Entwicklung von minimal-invasiven und robotergestützten Techniken, wobei die Chirurgie am offenen Herzen für die kompliziertesten Fälle beibehalten wird.
In diesem dynamischen und sich ständig verändernden Umfeld müssen die Krankenschwestern und Krankenpfleger sowie das gesamte medizinische Team ihre Kenntnisse und Fähigkeiten ständig aktualisieren, sich an die Wissenschaft und Technologie der Herzchirurgie anpassen und mit ihr wachsen, um ihren Patienten die bestmögliche Versorgung zu bieten.

Herzkatheterisierung und perkutane Eingriffe

Herzkatheter und perkutane Eingriffe bilden eine eigene Welt in der Behandlung von Herzerkrankungen. Diese Verfahren sind weniger invasiv als die offene Chirurgie und werden oft wegen ihrer weniger traumatischen Natur, der schnelleren Genesung und des geringeren Risikos von Komplikationen bevorzugt.

Herzkatheterisierung
a) Definition und Prozess:
Die Herzkatheteruntersuchung ist ein diagnostisches Verfahren, mit dem die Funktion des Herzens genau untersucht werden kann. Ein Katheter wird in eine Arterie

eingeführt (in der Regel in der Leiste oder am Arm) und zum Herzen geführt. Nach der Platzierung kann der Katheter verwendet werden, um den Druck in den verschiedenen Kammern des Herzens zu messen oder um ein Kontrastmittel zu injizieren, was eine detaillierte Abbildung der Koronararterien ermöglicht.

b) Anwendungen:
Diese Technik wird häufig verwendet, um Blockaden oder Verengungen der Koronararterien zu erkennen, Herzklappen zu beurteilen oder andere Herzkrankheiten zu diagnostizieren.

c) Rolle des Pflegepersonals:
Die Vorbereitung des Patienten und die Beruhigung über die Art des Verfahrens, die Überwachung des Katheterverlaufs, die Antizipation der Bedürfnisse des Kardiologen und die anschließende Überwachung der Einstichstelle auf Anzeichen von Komplikationen sind entscheidende Elemente der Rolle des Pflegepersonals.

Perkutane Eingriffe
a) Definition und Prozess:
Perkutane Eingriffe wie die Angioplastie beinhalten die Verwendung von Kathetern und anderen Instrumenten zur direkten Behandlung von Herzproblemen, ohne dass eine offene Operation erforderlich ist. Bei der Angioplastie wird ein Ballon aufgeblasen, um eine verstopfte Arterie zu öffnen, und häufig wird ein Stent (ein kleines Metallröhrchen) eingesetzt, um die Arterie offen zu halten.

b) Anwendungen:
Diese Verfahren werden häufig zur Behandlung von Herzischämie, bestimmten Aneurysmen und anderen vaskulären Erkrankungen eingesetzt. Sie können auch zur Behandlung von Herzklappenerkrankungen eingesetzt werden, ohne dass eine offene Operation erforderlich ist.

c) Rolle des Pflegepersonals:
Das Pflegepersonal muss für eine angemessene Vorbereitung des Patienten, eine ständige Überwachung während des Eingriffs und eine spezifische postprozedurale Pflege sorgen. Die Schmerzbehandlung, die Überwachung der Vitalzeichen und die Beobachtung der Einstichstelle auf Blutungen sind von entscheidender Bedeutung.

Globale Erwägungen
Zu den Vorteilen der perkutanen Verfahren gehören kleinere Schnitte, ein kürzerer Krankenhausaufenthalt und eine im Allgemeinen schnellere Genesung. Sie sind jedoch nicht frei von Risiken und eine angemessene Beurteilung ist wichtig, um die beste Vorgehensweise für jeden Patienten zu bestimmen.

Im Zuge des technologischen Fortschritts werden diese weniger invasiven Techniken weiterentwickelt und verbessert und bieten neue Behandlungsmöglichkeiten für Herzpatienten. Für Krankenschwestern und andere Angehörige der Gesundheitsberufe ist es von entscheidender Bedeutung, mit diesen Fortschritten Schritt zu halten und sich an die neuen Techniken anzupassen, um eine optimale und sichere Versorgung ihrer Patienten zu gewährleisten.

HERZTRANSPLANTATION: VERFAHREN UND POSTOPERATIVE PFLEGE

Die Herztransplantation, eine beeindruckende medizinische Errungenschaft, ist oft die letzte Behandlungsmöglichkeit für Patienten mit Herzinsuffizienz im Endstadium. Der Prozess ist komplex und erfordert eine multidisziplinäre Pflege vor, während und nach der Operation. Für das Pflegepersonal ist ein tiefes Verständnis des Transplantationsprozesses und der postoperativen

Anforderungen entscheidend, um das Wohlbefinden und das Überleben des Patienten zu sichern.

Der Ablauf einer Herztransplantation
a) Bewertung und Auswahl:
Bevor ein Patient für eine Transplantation in Betracht kommt, wird eine umfassende Beurteilung durchgeführt, um sicherzustellen, dass er sowohl medizinisch als auch psychologisch geeignet ist. Diese Beurteilung berücksichtigt den Schweregrad der Herzinsuffizienz, die Prognose ohne Transplantation und die Fähigkeit des Patienten, sich an das strenge postoperative Regime zu halten.

b) Warten auf den Don:
Sobald ein Patient für eine Transplantation zugelassen ist, wird er auf eine Warteliste für einen passenden Spender gesetzt. Während dieser Zeit kann es sein, dass der Patient für eine Herzunterstützung oder andere Maßnahmen zur Stabilisierung seines Zustands stationär aufgenommen werden muss.

c) Die Operation:
Wenn ein passendes Herz gefunden wird, wird der Patient schnell für die Operation vorbereitet. Die Transplantation selbst ist ein großer chirurgischer Eingriff, bei dem das kranke Herz entfernt und durch das Spenderherz ersetzt wird.

Postoperative Pflege
a) Intensive Überwachung:
Nach der Transplantation wird der Patient in der Regel auf die Intensivstation verlegt, wo er engmaschig auf mögliche Komplikationen wie Abstoßung des neuen Organs, Infektionen oder Kreislaufprobleme überwacht wird.

b) Verwaltung der Rückweisung:

Eine der größten Sorgen nach einer Transplantation ist das Risiko der Abstoßung des neuen Organs durch das Immunsystem des Empfängers. Um dies zu verhindern, erhalten die Patienten immunsuppressive Medikamente. Das Pflegepersonal spielt eine Schlüsselrolle bei der Aufklärung der Patienten über die Bedeutung dieser Medikamente und ihre möglichen Nebenwirkungen.

c) Rehabilitation:

Der Genesungsprozess beinhaltet häufig eine Rehabilitation, um dem Patienten zu helfen, seine Kraft und Ausdauer wiederzuerlangen. Das Pflegepersonal hilft bei der Koordination und Überwachung dieser Rehabilitation und stellt sicher, dass der Patient Fortschritte macht, ohne das neue Herz zu überlasten.

d) Langzeitbeobachtung:

Die Überwachung nach der Transplantation ist eine lebenslange Verpflichtung. Die Patienten müssen regelmäßig ihre Ärzte aufsuchen und Tests durchführen, um die Funktion des neuen Herzens zu überwachen. Das Pflegepersonal, das oft die erste Anlaufstelle für die Patienten zwischen diesen Besuchen ist, muss auf Anzeichen von Komplikationen oder Nichtbefolgung der Behandlung achten.

e) Emotionale Unterstützung:

Eine Herztransplantation ist eine emotional belastende Erfahrung. Das Pflegepersonal spielt oft eine unterstützende Rolle und hilft den Patienten bei der Bewältigung von Angst, Depressionen und den psychologischen Herausforderungen, die mit einem solchen Verfahren verbunden sind.

Eine Herztransplantation bietet zwar eine neue Chance auf Leben, bringt aber auch eine Reihe von Herausforderungen mit sich. Das Pflegepersonal, das im Mittelpunkt der Pflege von Transplantationspatienten steht, muss nicht nur über medizinische Kenntnisse verfügen, sondern auch über Kommunikationsfähigkeiten, Einfühlungsvermögen und Unterstützung, um den Patienten durch diese transformative Phase ihres Lebens zu helfen.

Kapitel 9 :
MANAGEMENT
SPEZIFISCHE KOMPLIKATIONEN

Postoperative Arrhythmien

Postoperative Arrhythmien sind Unregelmäßigkeiten des Herzrhythmus, die nach einer Herzoperation auftreten. Sie sind häufig und können von leichten und vorübergehenden bis hin zu schweren und potenziell tödlichen Folgen reichen. Ihre Ursachen sind multifaktoriell und resultieren aus chirurgischen Traumata, Elektrolytveränderungen, Ischämie oder Entzündungen. Das Verständnis von Arrhythmien ist für Angehörige der Gesundheitsberufe, insbesondere für Krankenschwestern und -pfleger, von entscheidender Bedeutung für eine optimale Patientenversorgung.

Arten von postoperativen Arrhythmien
a) <u>Vorhofflimmern (AF)</u>:
Dies ist die häufigste postoperative Arrhythmie nach einer Herzoperation, insbesondere nach Eingriffen an den Herzklappen. AF kann das Risiko von Schlaganfällen erhöhen und erfordert häufig eine Behandlung mit Antikoagulanzien.

b) <u>Vorhofflattern</u>:
Ähnlich wie das Vorhofflattern zeigt das Vorhofflattern eine schnelle elektrische Aktivität in den Vorhöfen, die jedoch stärker organisiert ist. Es kann in Vorhofflattern übergehen oder umgekehrt.

c) <u>Herzblocks</u>:
Es kann sich um einen atrioventrikulären Block unterschiedlichen Grades handeln. In einigen Fällen kann

die vorübergehende oder dauerhafte Implantation eines Herzschrittmachers erforderlich sein.

d) Ventrikuläre Tachykardie (VT):
Weniger häufig als AF, aber potenziell gefährlicher, kann VT in Kammerflimmern ausarten, das einen medizinischen Notfall darstellt.

Risikofaktoren
Zu den Faktoren, die zu postoperativen Arrhythmien beitragen können, gehören Elektrolytstörungen (insbesondere Kalium und Magnesium), fortgeschrittenes Alter, vorbestehende Herzinsuffizienz, Bluthochdruck sowie die Art und Dauer der Operation.

Übernahme
a) Aufsicht:
Eine engmaschige Überwachung ist entscheidend. Die Patienten werden in der Regel kontinuierlich überwacht, um Unregelmäßigkeiten frühzeitig zu erkennen.

b) Medikation:
Antiarrhythmika wie Amiodaron können verschrieben werden. Antikoagulantien können ebenfalls erforderlich sein, um thromboembolische Komplikationen zu verhindern.

c) Kardioversion:
Wenn sich eine Arrhythmie nicht mit Medikamenten beheben lässt, kann eine elektrische Kardioversion (Schock) durchgeführt werden, um einen normalen Rhythmus wiederherzustellen.

d) Anpassung der Risikofaktoren:
Korrektur von Elektrolytstörungen, Schmerzkontrolle zur Stressminimierung und Einschränkung von Koffein und anderen Stimulanzien.

Rolle der Krankenpfleger

Das Pflegepersonal spielt eine zentrale Rolle bei der Erkennung, Behandlung und Aufklärung der Patienten über postoperative Arrhythmien. Sie müssen in der Erkennung von Arrhythmien auf den Monitoren, im Umgang mit antiarrhythmischen Medikamenten und in der Vorbereitung und Unterstützung bei Kardioversionen geschult werden. Darüber hinaus ist die Aufklärung des Patienten über die Erkennung von Arrhythmie-Symptomen und die Notwendigkeit einer schnellen Intervention von entscheidender Bedeutung.

Postoperative Arrhythmien sind eine große Sorge nach einer Herzoperation. Eine angemessene und proaktive Behandlung kann die Komplikationen minimieren und die Ergebnisse für die Patienten verbessern.

Herzinsuffizienz nach einer Operation

Die postoperative Herzinsuffizienz ist eine ernsthafte Komplikation, die nach einem Eingriff am Herzen auftreten kann. Sie ist dadurch gekennzeichnet, dass das Herz nicht in der Lage ist, ausreichend Blut zu pumpen, um den Bedarf des Körpers zu decken. Dieser Zustand kann aus einer Vielzahl von Faktoren resultieren, die von einer direkten Herzverletzung während der Operation bis hin zu indirekten Komplikationen reichen. Eine schnelle und effektive Behandlung dieses Zustands ist entscheidend, um die Ergebnisse für die Patienten zu optimieren.

Ursachen der postoperativen Herzinsuffizienz
a) Direkte Myokardschädigung:
Eine Manipulation oder ein Einschnitt in den Herzmuskel während der Operation kann die Herzfunktion vorübergehend beeinträchtigen.

b) Myokardiale Ischämie:
Eine unzureichende Sauerstoffversorgung des Herzmuskels, die häufig auf einen Verschluss oder eine Verringerung des Blutflusses in den Koronararterien zurückzuführen ist, kann zu einer Herzinsuffizienz führen.

c) Postoperative Hypertonie:
Ein hoher Blutdruck nach der Operation kann die Arbeitsbelastung des Herzens erhöhen und eine Herzinsuffizienz verursachen oder verschlimmern.

d) Herzklappenkomplikationen:
Probleme mit den Herzklappen, ob vorbestehend oder als Folge einer Operation, können zu Herzinsuffizienz führen.

e) Arrhythmien:
Wie bereits erwähnt, können Unregelmäßigkeiten des Herzrhythmus die Pumpwirkung des Herzens beeinträchtigen.

Symptome und Anzeichen
a) Dyspnoe:
Kurzatmigkeit, insbesondere bei körperlicher Betätigung oder im Liegen.

b) Ödeme:
Eine Schwellung, meist der Beine, Knöchel oder Füße, die durch eine Flüssigkeitsansammlung verursacht wird.

c) Müdigkeit:
Schwäche oder Erschöpfung können das Ergebnis einer unzureichenden Sauerstoffversorgung des Gewebes sein.

d) Juguläre Distension:
Eine Schwellung der Halsvenen kann beobachtet werden.

e) Rasselgeräusche der Lunge:
Bei der Auskultation der Lunge kann ein Rasseln zu hören sein.

Übernahme
a) Medikation:
Diuretika zur Reduzierung der überschüssigen Flüssigkeit, Inotropika zur Stärkung der Kontraktionskraft des Herzens und andere Medikamente zur Verbesserung der Herzfunktion können verschrieben werden.

b) Sauerstofftherapie:
Die Verabreichung von zusätzlichem Sauerstoff kann helfen, den Sauerstoffmangel aufgrund eines schlechten Kreislaufs zu beheben.

c) Überwachung:
Eine genaue Überwachung, einschließlich Echokardiographie, Elektrokardiographie und anderer Tests, ist für die Beurteilung und Anpassung der Behandlung unerlässlich.

d) Invasive Eingriffe:
In schweren Fällen können ventrikuläre Hilfsgeräte oder sogar eine Herztransplantation erforderlich sein.

Rolle der Krankenpfleger
Krankenpfleger stehen an vorderster Front, wenn es um die Erkennung von Anzeichen einer postoperativen Herzinsuffizienz geht. Sie bewerten regelmäßig den hämodynamischen Zustand des Patienten, verabreichen die verschriebenen Medikamente, überwachen Nebenwirkungen und Reaktionen auf die Behandlung und klären die Patienten und ihre Familien über die häusliche Pflege und Überwachung auf. Ihre Wachsamkeit und ihr Fachwissen sind entscheidend für eine optimale Versorgung von Patienten mit dieser Komplikation.

Die postoperative Herzinsuffizienz ist zwar eine gefürchtete Komplikation, kann aber bei entsprechender Behandlung bewältigt werden. Früherkennung, schnelles Eingreifen und eine enge Zusammenarbeit zwischen Ärzten, Krankenschwestern und anderen Gesundheitsfachkräften sind der Schlüssel zu einem optimalen Ergebnis.

Komplikationen im Zusammenhang mit Medizinische Geräte (Herzschrittmacher, Ableitungen, Ventile)

Medizinische Geräte wie Herzschrittmacher, Bypässe und Herzklappen haben die Behandlung von Herzerkrankungen revolutioniert. Diese lebensrettenden Maßnahmen haben das Leben von Millionen von Patienten verbessert und verlängert. Wie alle medizinischen Eingriffe sind sie jedoch nicht frei von potenziellen Komplikationen. Das Verständnis und die Überwachung dieser Komplikationen sind für die Sicherheit der Patienten von entscheidender Bedeutung.

Herzschrittmacher
a) Infektion:
Obwohl selten, ist eine Infektion der Implantationsstelle eine ernsthafte Komplikation, die die Entfernung des Implantats und eine längere Antibiotikatherapie erforderlich machen kann.

b) Bewegen der Sonden:
Die Drähte des Herzschrittmachers können sich manchmal aus ihrer ursprünglichen Position bewegen und müssen dann neu positioniert werden.

c) Entladene Batterien:
Die Batterien des Herzschrittmachers haben eine begrenzte Lebensdauer und müssen in regelmäßigen Abständen ausgetauscht werden.

d) Interferenzen:
Andere elektronische oder medizinische Geräte, wie z.B. Defibrillatoren oder bestimmte medizinische Maschinen, können die Funktion des Herzschrittmachers beeinträchtigen.

Bypässe (Koronararterien-Bypässe)
a) Verschluss des Transplantats:
Die Ableitungen können mit der Zeit verstopfen, was zu einer Ischämie oder einem Herzinfarkt führen kann.

b) Postoperative Blutung:
Jede Herzoperation kann zu Blutungen führen, die einen Eingriff erforderlich machen können.

c) Lungenprobleme:
Lungenentzündung und Flüssigkeitsansammlung in der Lunge sind mögliche Komplikationen.

Herzklappen
a) Herzklappenthrombose:
Blutgerinnsel können sich auf oder um die künstlichen Herzklappen bilden, was den Blutfluss blockieren oder eine Embolie verursachen kann.

b) Endokarditis:
Infektionen können die Herzklappen beeinträchtigen, insbesondere die künstlichen.

c) Herzklappendysfunktion:
Die Ventile können sich verschlechtern oder nicht richtig funktionieren, was zu einer Leckage (Regurgitation) oder einer Verengung (Stenose) führen kann.

d) Blutungen:
Einige Patienten mit mechanischen Klappen müssen lebenslang antikoaguliert werden, was das Risiko von Blutungen erhöht.

Die medizinische Technologie in der Kardiologie hat enorme Fortschritte gemacht und bietet innovative Lösungen für Herzprobleme, die früher unlösbar waren. Dennoch ist es unerlässlich, wachsam gegenüber möglichen Komplikationen zu bleiben. Die Einbeziehung des Gesundheitspersonals, insbesondere der Krankenschwestern, in die Aufklärung, Überwachung und Pflege von Patienten, die mit diesen Geräten ausgestattet sind, ist von entscheidender Bedeutung, um nicht nur die Langlebigkeit dieser Eingriffe, sondern auch das allgemeine Wohlbefinden des Patienten zu gewährleisten.

Kapitel 10 :
WERKZEUGE UND TECHNOLOGIE
IN DER HERZCHIRURGIE

Herzmonitore und Überwachungsgeräte

Herzmonitore und Überwachungsgeräte sind wichtige Hilfsmittel in der Kardiologie, mit denen die elektrische und hämodynamische Aktivität des Herzens in Echtzeit beobachtet werden kann. Sie werden in einer Vielzahl von Bereichen eingesetzt, von der postoperativen Überwachung bis hin zu Intensivstationen und ambulanten Behandlungen.

Herzmonitore
a) Elektrokardiogramm (EKG):
Es handelt sich um eine grafische Darstellung der elektrischen Aktivität des Herzens. Er kann Arrhythmien, Anzeichen von Ischämie und andere Herzanomalien erkennen.

b) Holter-Monitore:
Diese tragbaren Geräte zeichnen das EKG des Patienten über 24 Stunden oder länger auf. Sie werden häufig zur Erkennung von intermittierenden Arrhythmien eingesetzt.

c) Telemetriemonitore:
Diese drahtlosen Geräte werden hauptsächlich in Krankenhäusern eingesetzt und ermöglichen die Überwachung der EKGs von Patienten aus der Ferne, in der Regel von einer zentralen Station aus.

Geräte zur hämodynamischen Überwachung
a) Blutdruckmonitore:

Sie können nicht-invasiv (Manschetten) oder invasiv (Arterienkatheter) sein.

b) Pulsoximeter:
Diese Geräte messen die Sauerstoffsättigung des Blutes, in der Regel am Finger, Ohrläppchen oder Fuß.

c) Echokardiographie:
Mit Hilfe von Ultraschall kann dieses Gerät die Herzstrukturen sichtbar machen, die Herzfunktion bewerten und Anomalien erkennen.

d) Herzkatheterismus und intrakardiale Druckmonitore:
Spezielle Katheter, die in das Herz eingeführt werden, können den Druck innerhalb der verschiedenen Herzkammern messen.

Aufkommende Technologien
a) Tragbare Monitore und Wearables:
Geräte wie Smartwatches und Herzpflaster können nun die Herzfrequenz und andere Parameter in Echtzeit überwachen und die Nutzer auf Unregelmäßigkeiten aufmerksam machen.

b) Fernüberwachungssysteme:
Patienten können zu Hause mit Geräten überwacht werden, die Daten in Echtzeit an das Gesundheitspersonal übermitteln.

Bedeutung der Überwachung
Die Herzüberwachung ist nicht nur für die Erkennung von Anomalien entscheidend, sondern auch für die Steuerung der Behandlung. Krankenschwestern, Ärzte und anderes medizinisches Fachpersonal verlassen sich auf diese Geräte, um fundierte Entscheidungen über die Behandlung von Patienten zu treffen.
Darüber hinaus bietet die Möglichkeit, Patienten in Echtzeit zu überwachen, sei es im Krankenhaus oder zu Hause, den

Patienten und ihren Familien ein beruhigendes Gefühl, da sie wissen, dass Anomalien schnell erkannt werden können.

Herzmonitore und Überwachungsgeräte sind das Herzstück der modernen kardiologischen Versorgung. Mit der Weiterentwicklung der Technologie werden diese Geräte immer ausgefeilter, so dass sie ein besseres Verständnis des Herzens ermöglichen und eine optimale Behandlung der Patienten erleichtern.

Die Verwendung von Ultraschall und Doppler im Operationssaal

Ultraschall und Doppler haben einen bedeutenden Platz im Operationssaal eingenommen, vor allem wegen ihrer Fähigkeit, Echtzeitbilder der inneren Strukturen ohne Strahlenbelastung zu liefern. Diese Techniken haben das intraoperative Management revolutioniert und Chirurgen und Anästhesisten ein besseres Verständnis der Anatomie und Physiologie des Patienten ermöglicht.

Ultraschall im Operationssaal
a) Anleitung zu den Verfahren
Der Ultraschall wird häufig zur Steuerung von Eingriffen wie der Einführung von zentralen Venenkathetern, der Durchführung von Punktionen oder Biopsien oder der genauen Lokalisierung von Massen oder Flüssigkeiten verwendet.

b) Beurteilung des Herzens:
Die transösophageale Echokardiographie (TEE) wird häufig bei Herzoperationen eingesetzt, um die Herzfunktion zu beurteilen, das Vorhandensein von Luft in den Herzkammern zu prüfen oder die Herzklappen zu visualisieren.

c) Beurteilung der Lunge:
Der Lungenultraschall kann helfen, Anomalien wie Pneumothorax, Pleuraergüsse oder Lungenkonsolidierungen zu erkennen.

Doppler im Operationssaal
a) Bewertung des Blutflusses:
Mit Hilfe des Dopplers, der die Bewegung der roten Blutkörperchen misst, kann der Blutfluss in den Gefäßen beurteilt werden. Dies kann bei Gefäßoperationen oder zur Überprüfung der Lebensfähigkeit eines transplantierten Organs von entscheidender Bedeutung sein.

b) Erkennung von Stenosen oder Obstruktionen:
Durch die Messung der Geschwindigkeit des Blutflusses kann der Doppler dazu beitragen, Verengungen in den Arterien oder Venen zu lokalisieren und zu quantifizieren.

c) Überwachung der zerebralen Perfusion:
Der transkranielle Doppler wird bei einigen Operationen eingesetzt, um sicherzustellen, dass das Gehirn richtig durchblutet wird.

Vorteile von Ultraschall und Doppler
a) Nicht-invasiv:
Diese Techniken erfordern keine invasiven Verfahren, wodurch die damit verbundenen Risiken verringert werden.

b) Keine Löschung:
Im Gegensatz zu Röntgenstrahlen oder CT verwenden Ultraschall und Doppler keine Strahlung, was besonders bei langen Operationen wichtig ist.

c) Bilder in Echtzeit:
Chirurgen und Anästhesisten können Entscheidungen auf der Grundlage aktueller Informationen treffen und nicht auf der Grundlage von präoperativen Bildern, die

möglicherweise nicht mehr repräsentativ für die Situation sind.

Die Integration von Ultraschall und Doppler in den Operationssaal hat die Sicherheit und Effizienz von chirurgischen Eingriffen zweifellos verbessert. Diese Instrumente bieten einen direkten Einblick in die Anatomie und Physiologie des Patienten, was eine bessere Behandlung ermöglicht und Komplikationen potenziell verringert. Wie bei jeder Technologie erfordert ihre Verwendung Schulung und Fachwissen, aber die Vorteile, die sie bieten, machen sie zu unschätzbaren Instrumenten für das chirurgische Team.

Die jüngsten Innovationen und ihre Auswirkungen auf die Pflegepraxis

Die Welt der Medizin hat in den letzten Jahren viele Innovationen erlebt. Diese Fortschritte, seien es neue Technologien oder Methoden, haben einen tiefgreifenden Einfluss auf die Pflegepraxis, indem sie die Art und Weise der Pflege verändern und die Qualität der Pflege für die Patienten verbessern. Lassen Sie uns diese Innovationen und ihre Auswirkungen auf den Pflegeberuf näher erläutern.

Telemedizin und Fernpflege
Mit dem Aufschwung der Kommunikationstechnologien ist die Telemedizin zu einer konkreten Realität geworden. Für Krankenschwestern :
a) Fernüberwachung: Tragbare Geräte ermöglichen die kontinuierliche Überwachung verschiedener physiologischer Parameter, wobei Alarme in Echtzeit an das Pflegepersonal weitergeleitet werden.
b) Virtuelle Sprechstunden: Krankenschwestern können jetzt Patienten aus der Ferne konsultieren, was besonders

für abgelegene Bevölkerungsgruppen oder Menschen mit eingeschränkter Mobilität nützlich ist.

Künstliche Intelligenz (KI) und Datenanalyse

a) Unterstützung bei der **Diagnose:** Hochentwickelte Algorithmen können dabei helfen, Anomalien in Patientendaten zu identifizieren, was eine wertvolle Unterstützung im Diagnoseprozess darstellt.

b) Aktenführung: KI-Systeme können bestimmte Verwaltungsaufgaben automatisieren, so dass mehr Zeit für die direkte Patientenversorgung zur Verfügung steht.

Robotik und Automatisierung

a) Assistenzroboter: In einigen Krankenhäusern unterstützen Roboter die Krankenschwestern beim Transport von Medikamenten oder Ausrüstung oder sogar bei Aufgaben wie der Desinfektion.

b) Roboterassistierte Chirurgie: Obwohl diese Technologie in der Regel von Chirurgen geleitet wird, müssen die Krankenschwestern in den Besonderheiten der Roboterunterstützung geschult werden, insbesondere in Bezug auf die Vorbereitung und die Wartung.

Bildung und Virtuelle Realität

a) Simulationen : Das Pflegepersonal kann komplexe Verfahren in einer virtuellen Umgebung üben, bevor es sie an echten Patienten durchführt.

b) Überwachung der Kompetenzen: Virtuelle Realitätssysteme können die Kompetenzen der Krankenschwestern in Echtzeit bewerten und so eine kontinuierliche Verbesserung ermöglichen.

Innovationen bei Medikamenten und Behandlungen

Die Fortschritte in der Genomik und der personalisierten Pharmakologie bedeuten, dass die Behandlung auf den Einzelnen zugeschnitten werden kann. Krankenschwestern spielen eine wichtige Rolle bei der Überwachung der

Reaktionen der Patienten und der Behandlung von Nebenwirkungen.

Auswirkungen auf die Praxis der Krankenpflege

a) Ausbildungsanforderungen: Die Notwendigkeit einer kontinuierlichen Ausbildung, um mit den neuesten Technologien Schritt zu halten.

b) Verbesserung der Qualität der Gesundheitsversorgung: Innovationen können eine frühzeitige Erkennung von Problemen und eine effektivere Intervention ermöglichen.

c) Neue ethische Herausforderungen: Die Technologie wirft Fragen zur Privatsphäre der Patienten, zur Datensicherheit und zum gleichberechtigten Zugang zur Gesundheitsversorgung auf.

Innovationen in Medizin und Technologie haben den Pflegeberuf grundlegend verändert. Während diese Fortschritte viele Möglichkeiten zur Verbesserung der Patientenversorgung bieten, erfordern sie auch, dass sich die Krankenschwestern ständig anpassen, neue Fähigkeiten erwerben und sich neuen Herausforderungen stellen. Inmitten dieser Veränderungen bleibt jedoch der Kern des Pflegeberufs - Mitgefühl, Empathie und Engagement für das Wohlergehen der Patienten - unerschütterlich.

Kapitel 11 :
SICHERHEIT DES PATIENTEN UND VERHÜTUNG VON INFEKTIONEN

Pflegeassoziierte Infektionen und deren Vermeidung

Behandlungsassoziierte Infektionen (CAI) sind ein großes Problem in Gesundheitseinrichtungen. Sie treten auf, wenn ein Patient während der medizinischen Versorgung infiziert wird. Die Folgen von therapieassoziierten Infektionen können schwerwiegend sein und von einem längeren Krankenhausaufenthalt bis hin zu bleibenden Schäden oder sogar zum Tod reichen. Das Verständnis ihrer Entstehung und ihrer Mechanismen ist entscheidend für die Einführung wirksamer Präventivmaßnahmen.

Ursprünge der IAS
Infektionen können durch eine Vielzahl von Mikroorganismen verursacht werden, einschließlich Bakterien, Viren und Pilzen. In einem medizinischen Umfeld :
a) **Endogene Flora:** Die Patienten tragen von Natur aus Mikroorganismen in sich, die unter bestimmten Umständen pathogen werden können.
b) **Kreuzübertragung:** Das Pflegepersonal kann unbeabsichtigt Mikroorganismen von einem Patienten auf einen anderen übertragen.
c) **Krankenhausumgebung:** Oberflächen, Luft oder Wasser können kontaminiert sein und zu Infektionsquellen werden.

Arten von laufenden IAS
a) **Infektionen der Operationsstelle:** Treten nach einem chirurgischen Eingriff auf.

b) Katheterassoziierte Infektionen: Insbesondere Infektionen der Einstichstelle oder des Blutes, die mit zentralen Venenkathetern assoziiert sind.

c) Beatmungsassoziierte Pneumonien: Bei Patienten mit mechanischer Beatmung.

d) Harnwegsinfektionen im Zusammenhang mit Blasenkathetern.

Prävention von therapieassoziierten Infektionen

a) Handhygiene: Regelmäßiges und gründliches Händewaschen ist die wirksamste Maßnahme, um eine Übertragung zu verhindern.

b) Tragen von persönlicher Schutzausrüstung: Handschuhe, Masken, Kittel und Brillen können sowohl die Pflegekraft als auch den Patienten schützen.

c) Aseptische Techniken: Bei der Durchführung von invasiven Verfahren, um eine sterile Umgebung zu gewährleisten.

d) Reinigung und Desinfektion: Regelmäßige **Reinigung** der Oberflächen und des medizinischen Materials.

e) Ausbildung und Sensibilisierung: Regelmäßige Information und Ausbildung des medizinischen Personals in Bezug auf gute Praktiken.

f) Überwachung und Prüfung: Schnelles Erkennen von Infektionsausbrüchen und Eingreifen.

g) Impfung: Schutz der Patienten und des Personals vor bestimmten Infektionen.

h) Vorsichtsmaßnahmen für die Isolierung : Für Patienten, die mit resistenten oder hochgradig übertragbaren Mikroorganismen infiziert oder kolonisiert sind.

Infektionen im Zusammenhang mit der medizinischen Versorgung sind eine große Herausforderung für die öffentliche Gesundheit und die Sicherheit der Patienten. Die Prävention beruht auf einer Kombination von einfachen und komplexen Maßnahmen, die das gesamte medizinische Personal einbeziehen. Durch ständige Wachsamkeit, Weiterbildung und eine Kultur der Sicherheit kann das Risiko von therapieassoziierten Infektionen erheblich reduziert und eine bessere Qualität der Versorgung für alle Patienten gewährleistet werden.

Aseptische und sterile Protokolle in der Herzchirurgie

Asepsis und Sterilisation in der Herzchirurgie sind entscheidend, um postoperative Infektionen zu verhindern. Ein strenges Protokoll ist für die Sicherheit des Patienten unerlässlich. Die Integrität dieser Protokolle garantiert einen kontaminationsfreien chirurgischen Eingriff.

Aseptische Protokolle

a) Handwäsche: Eine gründliche Handwäsche von 2 bis 6 Minuten Dauer unter Anwendung einer chirurgischen Technik mit einer speziellen Bürste und einem geeigneten Antiseptikum ist der erste Schritt.

b) Tragen von steriler Kleidung: Die chirurgische Kleidung, bestehend aus sterilem Kittel, Maske, Haube und Handschuhen, ist von wesentlicher Bedeutung. Bei Eingriffen mit hohem Risiko wird ein doppelter Handschuh empfohlen.

c) Vorbereitung des Patienten : Der Operationsbereich wird rasiert (falls erforderlich) und dann mit einer antiseptischen Lösung gereinigt, die häufig auf Jod oder Chlorhexidin basiert.

d) Verwendung von sterilen Tüchern: Diese werden um den Operationsbereich herum angeordnet, um einen sterilen Raum abzugrenzen.

e) Aseptische Handhabung: Alle Materialien oder Instrumente, die in das sterile Feld gelangen, müssen aseptisch gehandhabt werden.

Sterilisationsprotokoll

a) Vorreinigung: Vor der Sterilisation ist eine gründliche Reinigung der Instrumente erforderlich. Die Instrumente werden eingeweicht und gebürstet, um alle Rückstände zu entfernen.

b) Autoklavieren: Die chirurgischen Instrumente werden in einen Autoklav gelegt, der Dampf unter Druck verwendet, um Mikroorganismen abzutöten.

c) Ethylenoxidgas: Für Instrumente, die nicht autoklaviert werden können, wie z. B. bestimmte elektronische oder Kunststoffkomponenten.

d) Sterilitätskontrolle: Nach der Sterilisation wird eine Kontrolle durchgeführt, normalerweise durch chemische oder biologische Indikatoren, um sicherzustellen, dass der Prozess effektiv war.

e) Lagerung: Die sterilisierten Instrumente werden an einem sauberen, trockenen und staubfreien Ort gelagert.

f) Handhabung nach der Sterilisation: Sterilisierte Instrumente werden vorsichtig gehandhabt, um eine Kontamination vor ihrer Verwendung zu vermeiden.

Besonderheiten in der Herzchirurgie

In der Herzchirurgie erfordern bestimmte Ausrüstungsgegenstände wie Kanülen, Kreislaufsysteme oder Herzschrittmacher eine besondere Aufmerksamkeit bei der Sterilisation. Aufgrund der Komplexität einiger Verfahren muss das OP-Team außerdem sicherstellen, dass jedes Mitglied über die Asepsis- und Sterilisationsprotokolle informiert und geschult ist.

Die strikte Einhaltung der Asepsis- und Sterilisationsprotokolle in der Herzchirurgie ist von entscheidender Bedeutung. Die kleinste Unzulänglichkeit kann zu ernsthaften Komplikationen für den Patienten führen. Jedes Mitglied des Operationsteams spielt eine entscheidende Rolle, um die Sicherheit und den Erfolg des Eingriffs zu gewährleisten.

Umgang mit Situationen
Kontamination oder medizinische Fehler

Die Bewältigung von Kontaminationssituationen oder medizinischen Fehlern ist eine große Herausforderung für Gesundheitseinrichtungen. Diese Ereignisse sind zwar selten, können aber dramatische Folgen für die Patienten haben und zu einem Vertrauensverlust in das Gesundheitssystem führen. Ein systematischer, transparenter und wohlwollender Ansatz ist für den Umgang mit solchen Situationen von entscheidender Bedeutung.

Anerkennung und Bewertung
a) Schnelle Identifizierung: Sobald eine Kontamination oder ein Fehler vermutet oder identifiziert wird, ist es von entscheidender Bedeutung, das entsprechende medizinische Team zu informieren.
b) Klinische Bewertung des Patienten : Der Patient muss sofort beurteilt werden, um die Schwere der Situation und die notwendigen Maßnahmen zu bestimmen.

Kommunikation
a) Den Patienten informieren: Es ist unerlässlich, den Patienten oder seine Familie auf transparente, ehrliche und einfühlsame Weise zu informieren.
b) Interne Berichterstattung : Medizinische Fehler und Kontaminationen müssen mit Hilfe der internen Systeme der Einrichtung gemeldet werden, um eine Rückverfolgbarkeit und anschließende Analyse zu gewährleisten.

Medizinische Intervention
a) Sofortige Behandlung: Je nach Art des Fehlers oder der Kontamination können medizinische Maßnahmen erforderlich sein, um den Patienten zu stabilisieren oder Komplikationen zu verhindern.

b) Nachsorge: Der Patient muss regelmäßig nachuntersucht werden, um mögliche Spätfolgen zu erkennen und zu behandeln.

Analyse des Ereignisses

a) Analysebesprechung: Eine Teambesprechung wird organisiert, um die Kette von Ereignissen zu verstehen, die zu dem Fehler oder der Kontamination geführt haben.

b) Systemischer Ansatz: Ein Fehler ist in der Regel das Ergebnis einer Reihe von Systemfehlern und nicht die Schuld eines Einzelnen. Es ist wichtig, einen systemischen Ansatz zu verfolgen, um die tieferen Ursachen zu identifizieren.

Abhilfemaßnahmen

a) Verfahrensverbesserungen: Auf der Grundlage der Analyse des Ereignisses können Änderungen der Protokolle und Verfahren erforderlich sein, um eine Wiederholung des Fehlers zu verhindern.

b) Schulung: Die Teams benötigen möglicherweise eine zusätzliche Schulung, um ähnliche Fehler in der Zukunft zu vermeiden.

Psychologische Unterstützung

a) Für den Patienten : Das Erleben eines medizinischen Fehlers oder einer Kontamination kann traumatisch sein. Dem Patienten und seiner Familie muss psychologische Unterstützung angeboten werden.

b) Für das medizinische Team: Die beteiligten Pflegekräfte können Schuldgefühle, Stress oder Ängste empfinden. Sie sollten auch psychologische Unterstützung und Raum für Gespräche erhalten.

Der Umgang mit Situationen, in denen es zu Kontaminationen oder medizinischen Fehlern kommt, erfordert eine multidimensionale Reaktion, die sich auf den Patienten konzentriert, aber auch auf das Wohlergehen des medizinischen Teams achtet. Transparenz, Empathie und die Verpflichtung zur kontinuierlichen Verbesserung der Gesundheitssysteme sind entscheidend, um das Vertrauen wiederherzustellen und die Sicherheit der Patienten in der Zukunft zu gewährleisten.

Kapitel 12 :
PHARMAKOLOGIE
IN DER HERZCHIRURGIE

Kardiotrope Medikamente
und deren Verwaltung

Kardiotrope Arzneimittel sind eine wichtige Kategorie von Arzneimitteln in der Kardiologie. Sie wirken gezielt auf das Herz und die Blutgefäße, um verschiedene Herzkrankheiten zu behandeln, wodurch die Lebensqualität der Patienten verbessert und in vielen Fällen ihre Lebenserwartung erhöht wird.
Einführung in kardiotrope Medikamente

Kardiotrope Arzneimittel sind in erster Linie auf die Beeinflussung der Herzfunktion ausgerichtet. Ob es sich um die Regulierung des Herzrhythmus, die Erhöhung oder Verringerung der Kontraktionskraft oder die Beeinflussung des Blutdrucks handelt, diese Medikamente spielen eine grundlegende Rolle bei der Behandlung von Herzerkrankungen.

Kategorisierung von kardiotropen Arzneimitteln

Die Inotropen : Diese Medikamente beeinflussen die Kontraktionskraft des Herzmuskels.
Beispiele: Digoxin, Dobutamin.

Chronotropika: Sie wirken auf die Herzfrequenz.
Beispiele: Atropin (positiv), Propranolol (negativ).

Die Dromotrope : Diese Medikamente beeinflussen die Geschwindigkeit der elektrischen Leitfähigkeit im Herzen.
Beispiele: Beta-Blocker, Verapamil.

Vasodilatatoren: Sie erweitern die Blutgefäße und senken so den peripheren Widerstand und den Blutdruck.

Beispiele: Nitrate, Diltiazem.

Diuretika: Sie erhöhen die Urinproduktion und helfen dabei, die Arbeitsbelastung des Herzens zu reduzieren, indem sie das Blutvolumen verringern.

Beispiele: Furosemid, Hydrochlorothiazid.

Verwaltung und Aufsicht

Die Verabreichung von kardiotropen Medikamenten erfordert besondere Aufmerksamkeit und regelmäßige Überwachung, da sie einen direkten Einfluss auf die Herzfunktion haben.

Dosierung: Es ist entscheidend, die richtige Dosis zu verabreichen, da eine Unterdosierung unwirksam sein kann, während eine Überdosierung zu schweren Nebenwirkungen führen kann.

Verabreichungswege: Einige Arzneimittel werden oral verabreicht, andere intravenös und wieder andere mit Hilfe spezieller Methoden. Die Wahl des Verabreichungsweges richtet sich nach dem Zustand des Patienten und der Geschwindigkeit, mit der die Wirkung eintreten soll.

Überwachung: Die Vitalzeichen, insbesondere der Blutdruck, die Herzfrequenz und die Atemfrequenz, müssen regelmäßig überwacht werden. Blutuntersuchungen können ebenfalls erforderlich sein, um den Medikamentenspiegel zu kontrollieren oder mögliche Nebenwirkungen zu erkennen.

Wechselwirkungen mit anderen **Medikamenten:** Viele kardiotrope Medikamente können mit anderen Medikamenten wechselwirken, was eine sorgfältige Verwaltung der Verschreibungen und eine erhöhte Überwachung erfordert.

Kardiotrope Medikamente sind unverzichtbare Hilfsmittel bei der Behandlung von Herzerkrankungen. Ihre Wirksamkeit hängt jedoch von einer angemessenen Verabreichung, einer strengen Überwachung und einem umfassenden Verständnis ihres Wirkungsmechanismus und ihrer potenziellen Wechselwirkungen ab.

Interaktion und Überwachung Nebenwirkungen

Die Wechselwirkung von Medikamenten und die Überwachung von Nebenwirkungen sind wichtige Faktoren bei der Behandlung von Patienten, die eine kardiotrope Therapie erhalten, und im Allgemeinen bei jeder medizinischen Behandlung. Die Fähigkeit, diese Faktoren vorauszusehen, zu erkennen und zu behandeln, kann nicht nur die Wirksamkeit der Behandlung optimieren, sondern auch potenziell schwerwiegenden Komplikationen vorbeugen.

Wechselwirkungen mit Medikamenten
Arzneimittelwechselwirkungen treten auf, wenn die Wirkung eines Arzneimittels durch die Einnahme eines anderen Arzneimittels, eines Nahrungsmittels, eines Getränks oder einer anderen Substanz verändert wird. Sie können die therapeutische Wirkung verstärken oder verringern oder neue Nebenwirkungen hervorrufen.

Arten von Interaktionen :
Synergistisch: Zwei Medikamente wirken zusammen, um eine stärkere oder zusätzliche Wirkung zu erzielen.
Antagonisten : Ein Medikament reduziert die Wirksamkeit des anderen.
Stoffwechselveränderungen: Einige Medikamente können die Art und Weise

beeinflussen, wie andere Medikamente im Körper verstoffwechselt werden.

Vorbeugung :

Es ist wichtig, alle Medikamente und Nahrungsergänzungsmittel zu kennen, die der Patient einnimmt.

Arzneimitteldatenbanken und moderne IT-Tools können bei der Identifizierung potenzieller Wechselwirkungen helfen.

Verwaltung :

Wenn eine Wechselwirkung festgestellt wird, kann eine Anpassung der Dosis oder ein Wechsel des Medikaments erforderlich sein.

Häufig ist eine engmaschige klinische Überwachung erforderlich, um sicherzustellen, dass der Patient stabil bleibt.

Überwachung von Nebenwirkungen

Jedes Medikament hat das Potenzial, Nebenwirkungen zu verursachen, von denen einige geringfügig und andere schwerwiegender sind.

Identifikation :

Eine offene Kommunikation mit dem Patienten ist von entscheidender Bedeutung. Der Patient sollte ermutigt werden, ungewöhnliche Symptome zu melden.

Bei einigen Arzneimitteln können regelmäßige Tests, einschließlich Bluttests, erforderlich sein, um Anomalien zu erkennen, bevor sie zu einem Problem werden.

Verwaltung :

Wenn eine Nebenwirkung festgestellt wird, muss ihr Schweregrad beurteilt werden. In einigen Fällen ist eine einfache Überwachung ausreichend, in anderen Fällen kann eine Anpassung der Behandlung oder ein Krankenhausaufenthalt erforderlich sein.

Die Aufklärung des Patienten ist von größter Bedeutung. Er muss über die möglichen Nebenwirkungen seiner Medikamente informiert werden und wissen, was zu tun ist, wenn diese auftreten.

Wechselwirkungen mit Medikamenten und Nebenwirkungen können eine Herausforderung für die medizinische Versorgung darstellen, aber mit einer angemessenen Überwachung, einer effektiven Kommunikation und einer soliden Patientenschulung können diese Herausforderungen überwunden werden, so dass die bestmögliche Versorgung des Patienten gewährleistet ist.

Antikoagulantien und Antithrombotika: Verwaltung und Überwachung

Antikoagulantien und Antithrombotika sind wichtige Medikamente zur Verhinderung und Behandlung der Bildung von Blutgerinnseln in den Blutgefäßen oder im Herzen. Ihre Anwendung erfordert besondere Aufmerksamkeit und eine strenge Überwachung, da eine übermäßige oder unzureichende Antikoagulation zu ernsthaften Komplikationen führen kann.

Antikoagulantien und Antithrombotika: ein Überblick

Zweck: Diese Medikamente sollen das Risiko der Bildung von Thromben (Blutgerinnseln) verringern, die zu Schlaganfällen, Herzinfarkten oder Embolien führen können.

Hauptvertreter :

Antikoagulantien: Heparin, Warfarin, Dabigatran, Rivaroxaban.

Thrombozytenaggregationshemmer (Unterklasse der Antithrombotika) : Aspirin, Clopidogrel, Prasugrel.

Verwaltung von Antikoagulantien und Antithrombotika

Bestimmung der Dosis: Die Dosis muss entsprechend dem Zustand des Patienten, der zu behandelnden Erkrankung und anderen Faktoren wie Gewicht und Alter angepasst werden.

Dauer der Behandlung: Einige Patienten benötigen eine lebenslange Behandlung, während andere nur für einen bestimmten Zeitraum behandelt werden müssen.

Regelmäßige Überwachung: Bei Patienten, die z.B. Warfarin einnehmen, muss die Prothrombinzeit (INR) regelmäßig überprüft werden, um sicherzustellen, dass der Grad der Antikoagulation angemessen ist.

Überwachung von Nebenwirkungen

Blutungen : Dies ist die häufigste Nebenwirkung. Die Patienten sollten über die Anzeichen informiert werden, auf die sie achten sollten, wie z.B. ungewöhnliche Blutergüsse, Blut im Urin oder im Stuhl oder verlängerte Blutungen nach einer Verletzung.

Wechselwirkungen mit **Medikamenten:** Viele Medikamente können mit Antikoagulantien interagieren und deren Wirksamkeit verstärken oder abschwächen. Eine regelmäßige Aktualisierung der Begleitmedikation ist unerlässlich.

Andere Nebenwirkungen: Bei einigen Patienten können allergische Reaktionen, Leberprobleme oder andere Symptome auftreten. Es ist wichtig, dass Sie alle ungewöhnlichen Symptome dem Arzt mitteilen.

Patientenbildung

Blutungsanzeichen: Es ist wichtig, die Patienten über das Blutungsrisiko und die zu beachtenden Anzeichen zu informieren.

Regelmäßige Nachsorge: Die Patienten müssen die Bedeutung regelmäßiger Kontrollen wie Blutentnahmen verstehen, um die Wirksamkeit und Sicherheit der Behandlung zu überwachen.

Lebensweise: Es kann notwendig sein, Empfehlungen für die Ernährung, körperliche Aktivitäten und andere Aspekte der Lebensweise zu geben, um das Risiko zu minimieren.

Das Management und die Überwachung von Antikoagulantien und Antithrombotika sind entscheidend für die Maximierung ihres Nutzens bei gleichzeitiger Minimierung der damit verbundenen Risiken. Eine transparente Kommunikation zwischen dem medizinischen Fachpersonal und dem Patienten sowie eine angemessene Aufklärung sind die Schlüssel zu einer erfolgreichen Therapie.

Kapitel 13 :
SCHMERZMANAGEMENT
IN DER HERZCHIRURGIE

Schmerzbewertung und -skalen

Die Beurteilung von Schmerzen ist ein grundlegender Schritt in der klinischen Behandlung eines jeden Patienten. Schmerzen, die oft als "fünftes Lebenszeichen" bezeichnet werden, sind subjektiv und individuell. Die Quantifizierung von Schmerzen ist jedoch wichtig, um die Behandlung zu personalisieren und anzupassen. Es wurden zahlreiche Skalen entwickelt, um eine möglichst objektive Bewertung dieser sensorischen und emotionalen Erfahrung zu ermöglichen.

Die Bedeutung der Schmerzbewertung
Die Schmerzbewertung ermöglicht :
    die Intensität und Art der vom Patienten empfundenen Schmerzen zu   verstehen.
    den Therapieplan   anzupassen und zu leiten.
    die Entwicklung der Schmerzen und die Wirksamkeit der Maßnahmen zu   überwachen.
Skalen zur Bewertung von Schmerzen
    Visuelle Analogskala (VAS): Es handelt sich um ein 10 cm langes Lineal ohne Zahlen, das von "kein Schmerz" bis "unerträglicher Schmerz" reicht. Der Patient markiert auf dem Lineal die Intensität seiner Schmerzen.
    Numerische Skala (EN) : Der Patient wird gebeten, seine Schmerzen auf einer Skala von 0 (keine Schmerzen) bis 10 (maximal vorstellbare Schmerzen) zu quantifizieren.
    Einfache Verbale   Skala (EVS): Der Patient beschreibt sein Schmerzniveau mit Hilfe von

vorgegebenen Begriffen wie "keine", "leicht", "mäßig" oder "schwer".

Schmerzskala für Kinder : Kinder können Schwierigkeiten bei der Verwendung traditioneller Skalen haben. Die Gesichtsskala (wie die Wong-Baker-Skala) ermöglicht es den Kindern, ein Gesicht auszuwählen, das ihrem Schmerzniveau entspricht.

Skalen für nicht-kommunikative Personen: Für Patienten, die sich nicht ausdrücken können (Neugeborene, bestimmte ältere Patienten, Patienten mit neurologischen Erkrankungen...), wurden andere Skalen entwickelt. Diese Skalen, wie z.B. die FLACC-Skala (Face, Legs, Activity, Cry, Consolability), bewerten den Schmerz anhand der Beobachtung des Verhaltens und der Reaktionen des Patienten.

Andere Überlegungen bei der Bewertung

Art und Ort des Schmerzes : Es ist wichtig, die Art des Schmerzes (dumpfer, stechender, brennender Schmerz...) und seinen Ort zu verstehen, um die Diagnose und die Behandlung zu leiten.

Auslösende oder verschlimmernde Faktoren : Zu verstehen, was die Schmerzen verstärkt oder verringert, kann bei der Anpassung der Behandlung helfen.

Auswirkungen auf das tägliche Leben: Wie wirkt sich der Schmerz auf den Schlaf, den Appetit, die Stimmung oder die Fähigkeit, tägliche Aktivitäten auszuführen, aus?

Die Schmerzbewertung ist ein zentrales Element in der ganzheitlichen Behandlung des Patienten. Durch die Verwendung geeigneter Skalen und die Vertiefung der Schmerzerfahrung des Patienten kann das Pflegepersonal die Maßnahmen individuell anpassen und den Komfort und das Wohlbefinden des Patienten maximieren.

Pharmakologische Techniken und nicht-pharmakologische

Die Behandlung von Schmerzen, ob akut oder chronisch, beruht auf einem breiten Spektrum pharmakologischer und nicht-pharmakologischer Methoden. Diese Methoden können einzeln oder in Kombination eingesetzt werden, um eine optimale und auf den Patienten zugeschnittene Schmerzbehandlung zu ermöglichen.

Pharmakologische Techniken
- **Nicht-opioide Analgetika:** Diese Medikamente, wie Paracetamol und nicht-steroidale entzündungshemmende Medikamente (NSAIDs), werden zur Behandlung von leichten bis mittelschweren Schmerzen verwendet.
- **Opioide:** Diese Medikamente werden zur Behandlung von mittelschweren bis schweren Schmerzen eingesetzt und umfassen u.a. Morphin, Codein und Oxycodon.
- **Lokalanästhetika:** Sie blockieren vorübergehend die Empfindungen in einem bestimmten Teil des Körpers. Beispiele sind Lidocain und Bupivacain.
- **Co-Analgetika oder Adjuvantien :** Dies sind Medikamente, die nicht in erster Linie als Analgetika gedacht sind, die aber unter bestimmten Bedingungen schmerzlindernde Eigenschaften haben. Dazu gehören bestimmte Antikonvulsiva, Antidepressiva und Muskelrelaxantien.
- **Kortikosteroide:** Sie können zur Reduzierung von Entzündungen und Schmerzen eingesetzt werden, insbesondere bei Gelenk- oder Nervenentzündungen.

Nicht-pharmakologische Techniken
- **Physikalische Therapie:** Modalitäten wie Wärme, Kälte, Massage, Ultraschalltherapie und transkutane elektrische Nervenstimulation (TENS) können helfen, den Schmerz zu lindern.

Übung: Angemessene und gezielte Bewegungen können Schmerzen reduzieren, die Beweglichkeit verbessern und die Muskeln stärken.

Akupunktur: Diese alte chinesische Technik verwendet dünne Nadeln, die an bestimmten Punkten eingesetzt werden, um den Energiefluss auszugleichen und Schmerzen zu reduzieren.

Biofeedback: Hierbei handelt es sich um eine Technik, bei der der Patient lernt, bestimmte physiologische Funktionen zu kontrollieren, um seine Schmerzen zu verbessern.

Kognitive Verhaltenstherapie (KVT): Dieser Therapieansatz hilft den Patienten, die negativen Gedankenmuster, die mit ihren Schmerzen verbunden sind, zu erkennen und zu verändern.

Meditation und Entspannung: Diese Techniken helfen, Stress und Anspannung zu reduzieren, die den Schmerz verschlimmern können.

Ablenkungstechniken: Die Konzentration auf eine positive Tätigkeit oder einen positiven Gedanken kann die Aufmerksamkeit von den Schmerzen ablenken.

Berührungstherapie: Wie eine Massage oder Reflexzonenmassage kann sie entspannen und Verspannungen lindern.

Die Behandlung von Schmerzen ist ein wesentlicher Aspekt der Patientenversorgung. Durch die Kombination von pharmakologischen und nicht-pharmakologischen Techniken kann das Gesundheitspersonal einen ganzheitlicheren und individualisierten Ansatz zur Schmerzbehandlung anbieten, der sowohl das körperliche als auch das emotionale Wohlbefinden des Patienten berücksichtigt.

Chronische Schmerzen nach Operationen: Anerkennung und Behandlung

Chronische postoperative Schmerzen sind ein Problem, das einen erheblichen Teil der Patienten nach einem chirurgischen Eingriff betrifft. Sein Fortbestehen über die erwartete Genesungszeit hinaus stellt sowohl für den Patienten als auch für das Pflegeteam eine Herausforderung dar. Die Erkennung und Behandlung dieser Schmerzen ist für das Wohlbefinden und die Genesung des Patienten von entscheidender Bedeutung.

Anerkennung von chronischen postoperativen Schmerzen

1. Definition: Chronischer postoperativer Schmerz ist ein Schmerz, der länger als drei Monate nach dem Eingriff anhält, ohne dass eine andere Ursache erkennbar ist.

2. Anzeichen und Symptome: Sie kann sich als kontinuierlicher oder intermittierender Schmerz, als Überempfindlichkeit des Operationsgebietes, als verstärkter Berührungsschmerz oder als Beeinträchtigung der normalen Funktionen äußern.

3. Bewertung: Eine regelmäßige Bewertung der Schmerzen mit Hilfe von standardisierten Skalen und Fragebögen hilft, die Schmerzen zu identifizieren und zu quantifizieren.

Risikofaktoren

1. Art der Operation: Bestimmte Eingriffe, wie z.B. Thoraxoperationen, führen mit größerer Wahrscheinlichkeit zu chronischen postoperativen Schmerzen.

2. Schmerzgeschichte: Patienten, die vor der Operation unter chronischen Schmerzen gelitten haben oder nach der Operation starke akute Schmerzen erlebt haben, sind einem höheren Risiko ausgesetzt.

3. Psychologische Faktoren: Angstzustände, Depressionen oder eine geringe Schmerzresilienz können das Risiko für chronische Schmerzen erhöhen.

Übernahme

1. Pharmakologischer Ansatz: Analgetika, einschließlich Opioide, NSAR, Antikonvulsiva und Antidepressiva können verwendet werden. Die Verschreibung muss auf den jeweiligen Patienten abgestimmt werden.

2. Physikalische Therapien: Physiotherapie, Übungen, TENS und andere Modalitäten können bei der Schmerzbehandlung helfen.

3. Interventionelle Eingriffe: Nervenblockaden, Injektionen oder sogar chirurgische Eingriffe können in Betracht gezogen werden, um die zugrunde liegende Ursache zu behandeln.

4. Psychologischer Ansatz: CBT, Entspannungstraining und andere Therapien können helfen, mit Stress, Angst und Depressionen umzugehen, die mit Schmerzen verbunden sind.

5. Ergänzende Ansätze: Akupunktur, Massage und Meditation können ebenfalls hilfreich sein.

Bildung und Betreuung

Es ist von entscheidender Bedeutung, die Patienten über postoperative Schmerzen, Risikofaktoren und Behandlungsmethoden aufzuklären. Eine regelmäßige Nachsorge ermöglicht es, die Behandlung anzupassen und Komplikationen oder neue Schmerzursachen frühzeitig zu erkennen.

Chronische Schmerzen nach einer Operation sind eine medizinische Herausforderung, die einen multidisziplinären Ansatz erfordert. Eine frühzeitige Behandlung, das Erkennen von Risikofaktoren, eine angemessene Aufklärung und eine strenge Nachsorge sind entscheidend,

um die bestmögliche Lebensqualität für den Patienten zu
gewährleisten.

Kapitel 14 :
INTERNATIONAL UND HERZCHIRURGIE

Teilnahme an Missionen oder im Ausland

Die Teilnahme an humanitären Einsätzen oder die Arbeit im Ausland ist eine Erfahrung, die Krankenschwestern und Krankenpflegern eine einzigartige und bereichernde Perspektive bietet. Durch den Einsatz in einem anderen Umfeld als ihrem gewohnten erwerben Krankenpfleger nicht nur neue Fähigkeiten, sondern entwickeln auch ein tieferes Verständnis für die globalen Herausforderungen im Gesundheitsbereich.

Die Motivationen hinter diesen Missionen

Altruistisches Engagement: Viele sind von dem Wunsch beseelt, gefährdeten Bevölkerungsgruppen zu helfen, Pflege dort zu leisten, wo sie am dringendsten benötigt wird, und einen spürbaren Unterschied im Leben der Menschen zu machen.

Erwerb von Fähigkeiten: Diese Einsätze bieten die Möglichkeit, neue klinische Fähigkeiten zu entwickeln, den Umgang mit seltenen oder regionalspezifischen Krankheiten zu erlernen und unter manchmal prekären Bedingungen zu arbeiten.

Kulturelle Bereicherung: Die Arbeit im Ausland oder im Rahmen einer humanitären Mission ermöglicht es Ihnen, in eine neue Kultur einzutauchen, andere Lebensweisen zu verstehen und Ihren Horizont zu erweitern.

Vorbereitung und Planung

Suche und Auswahl: Es ist von entscheidender Bedeutung, eine Organisation oder ein Programm zu finden, das den eigenen Werten und Fähigkeiten entspricht. Einige konzentrieren sich auf die Notfallversorgung, während andere sich auf die

Gesundheit der Gemeinschaft oder die Bildung konzentrieren können.

Ausbildung: Krankenpfleger benötigen vor ihrer Abreise möglicherweise eine spezielle Ausbildung, wie z.B. Kurse über Tropenkrankheiten, Reisemedizin oder internationale Gesundheit.

Logistische Erwägungen: Impfungen, Visa, Unterkunft und andere praktische Aspekte müssen berücksichtigt werden.

Herausforderungen und Belohnungen

Begrenzte Ressourcen: Die Arbeit in abgelegenen Gebieten oder in humanitären Kontexten kann bedeuten, dass es an Ausrüstung, Medikamenten oder Personal mangelt.

Sprachliche und kulturelle Barrieren: Die Kommunikation kann eine Herausforderung darstellen, die den Respekt und das Verständnis der lokalen Kultur unabdingbar macht.

Emotionale Belastbarkeit: Krankenpfleger können mit herzzerreißenden Situationen konfrontiert werden, die mentale Stärke und angemessene Unterstützung erfordern.

Positive Auswirkungen: Trotz der Herausforderungen kehren viele Krankenpfleger von diesen Einsätzen mit einer neuen Wertschätzung für ihren Beruf, bleibenden Erinnerungen und der Zufriedenheit, einen positiven Unterschied gemacht zu haben, zurück.

Zukünftige Aussichten

- Die Teilnahme an humanitären Einsätzen oder Auslandseinsätzen kann auch Türen für Führungsrollen, Spezialisierungen oder zusätzliche Ausbildungsmöglichkeiten öffnen. Es ist eine Erfahrung, die zwar manchmal anstrengend sein kann, aber von denjenigen, die sich für diesen Weg entscheiden, oft als unschätzbar beschrieben wird.

Ob aus dem Wunsch zu helfen, dem Bedürfnis nach Abenteuer oder einer Kombination aus beidem, die Teilnahme an humanitären Einsätzen oder die Arbeit im Ausland bietet Pflegekräften eine einzigartige Gelegenheit, ihren beruflichen und persönlichen Horizont zu erweitern. Diese Erfahrungen, die Seele und Geist bereichern, definieren oft die Art und Weise neu, wie Pfleger ihren Beruf wahrnehmen und ausüben.

Unterschiede in der Praxis und Ethik auf internationaler Ebene

Die Herzchirurgie kann, wie andere medizinische Disziplinen auch, von einer Region der Welt zur anderen erheblich variieren, nicht nur in Bezug auf die Praxis, sondern auch auf die Ethik. Wenn wir von internationalen Unterschieden sprechen, ist es wichtig zu erkennen, dass diese Unterschiede durch eine Mischung aus kulturellen, wirtschaftlichen, politischen und sozialen Faktoren beeinflusst werden können.

Unterschiede in der Praxis

Techniken und Verfahren: Die angewandten chirurgischen Techniken können in Abhängigkeit von der verfügbaren Ausbildung, den medizinischen Traditionen und den zugänglichen Technologien variieren.

Zugang zu Ressourcen: In Entwicklungsländern kann der Zugang zu hochmoderner Ausrüstung und Medikamenten begrenzt sein, was die Art und Weise beeinflusst, in der die Pflege geleistet wird.

Ausbildung und Spezialisierung: Die Ausbildungs- und Spezialisierungswege können sich erheblich unterscheiden, wobei einige Länder den Schwerpunkt auf verschiedene Fähigkeiten und Wissensbereiche legen.

Rollen der Angehörigen der Gesundheitsberufe: In einigen Kulturen können Krankenpfleger je nach Ausbildung und örtlichen Traditionen umfassendere oder eingeschränktere Rollen haben.

Ethische Unterschiede

Informierte Zustimmung: Obwohl das Konzept der informierten Zustimmung universell ist, kann die Art und Weise, wie sie eingeholt und geschätzt wird, variieren. In einigen Kulturen kann es üblich sein, die Familie zu konsultieren, bevor medizinische Entscheidungen getroffen werden, während in anderen Kulturen die Autonomie des Patienten im Vordergrund steht.

Fragen am Lebensende: Entscheidungen über Reanimation, Behandlungsabbruch oder Palliativmedizin können von religiösen oder kulturellen Überzeugungen beeinflusst werden.

Vertraulichkeit: Die Erwartungen an die Vertraulichkeit und den Informationsaustausch können variieren, insbesondere in Kulturen, in denen Familien eine zentralere Rolle bei der Patientenversorgung spielen.

Prioritäten bei der Versorgung: In bestimmten Kontexten, in denen die Ressourcen begrenzt sind, können schwierige Entscheidungen darüber getroffen werden, wer eine Behandlung erhält, die auf anderen als rein medizinischen Kriterien beruht, wie z.B. Alter oder sozialer Status.

Navigieren in den Unterschieden

Für Angehörige der Gesundheitsberufe, die international tätig sind oder mit Kollegen aus anderen Ländern zusammenarbeiten, ist es von entscheidender Bedeutung, dass :

Sich informieren: Verständnis des lokalen Kontextes, der medizinischen Praktiken und der ethischen Nuancen.

Zuhören: Offen sein für die Ansichten und Erfahrungen anderer und anerkennen, dass es nicht immer nur einen "richtigen" Weg gibt.

Zusammenarbeit: Zusammenarbeiten, um Wissen zu teilen, unterschiedliche Ansätze zu respektieren und Lösungen zu finden, die das Wohl des Patienten in den Mittelpunkt stellen.

Die internationalen Unterschiede in Praxis und Ethik spiegeln die Vielfalt und Komplexität der Welt, in der wir leben, wider. Indem sie diese Unterschiede verstehen und respektieren, können die Angehörigen der Gesundheitsberufe eine mitfühlendere, effektivere und auf die Bedürfnisse der Patienten in der ganzen Welt zugeschnittene Pflege anbieten.

Internationaler Austausch und Zusammenarbeit zur Bereicherung der Praxis

Die Welt des Gesundheitswesens ist durch eine ständige Bewegung der Innovation und Entwicklung gekennzeichnet, und dies gilt umso mehr für die Herzchirurgie, ein Bereich, in dem regelmäßig neue Techniken und Technologien entwickelt werden. Das Pflegepersonal in der Herzchirurgie spielt nicht nur eine wichtige Rolle bei der Betreuung der Patienten, sondern kann auch vom internationalen Austausch und der Zusammenarbeit profitieren, um seine Praxis zu bereichern.

Beruflicher Austausch

Austauschprogramme :

Internationale Austauschprogramme bieten Krankenschwestern und Krankenpflegern die Möglichkeit, neue Methoden und Ansätze zu erlernen, indem sie in verschiedenen Kontexten arbeiten.

Sie ermöglichen ein Eintauchen in andere Pflegekulturen, was zu einem tieferen Verständnis der globalen Gesundheitsfürsorge beiträgt.

Konferenzen und Seminare :

Die Teilnahme an internationalen Konferenzen bietet nicht nur die Möglichkeit, neue Kenntnisse zu erwerben, sondern auch Kontakte zu Fachleuten aus der ganzen Welt zu knüpfen.

Seminare und Workshops bieten Möglichkeiten zur Weiterbildung und zur Verbesserung der Fähigkeiten.

Forschungszusammenarbeit

Gemeinsame Forschungsprojekte :

Internationale Kooperationen können gemeinsame Forschungsprojekte fördern, die den Austausch von Daten und Forschungsergebnissen ermöglichen.

Kollaborative Forschung erhöht den Umfang und die Wirkung von Studien und trägt damit zum allgemeinen Fortschritt des Fachgebiets bei.

Veröffentlichungen :

Die Veröffentlichung von Artikeln in internationalen Zeitschriften ermöglicht es, die eigenen Erfahrungen und Forschungen mit einem breiteren Publikum zu teilen.

Die Lektüre internationaler Veröffentlichungen bietet unterschiedliche Perspektiven und aktuelle Informationen über die Fortschritte auf diesem Gebiet.

Zusammenarbeit für Bildung und Erziehung

Gemeinsame Nutzung von Bildungsressourcen :

Die internationale Zusammenarbeit bietet die Möglichkeit, Bildungsressourcen wie Online-Trainingsmodule, Fallstudien und Kursmaterialien zu teilen und darauf zuzugreifen.

Mentoring-Programme :

Internationale Mentorenprogramme ermöglichen es Krankenpflegern, von der Erfahrung und dem Rat erfahrener Fachleute aus der ganzen Welt zu profitieren.

Entwicklung von Protokollen und Richtlinien

Gemeinsame Erarbeitung von Protokollen :

Die Zusammenarbeit mit internationalen Kollegen bei der Entwicklung von Protokollen und klinischen Richtlinien kann dazu beitragen, dass die Versorgung auf dem neuesten Stand der weltweiten Praxis ist.

In einer zunehmend vernetzten Welt sind internationale Austausch- und Kooperationsmöglichkeiten nicht nur zugänglich, sondern auch entscheidend für die Bereicherung der Praxis von Pflegekräften in der Herzchirurgie. Sie bieten die Möglichkeit, zu lernen, Wissen und Fähigkeiten zu teilen und letztendlich zur Verbesserung der Patientenversorgung weltweit beizutragen.

Kapitel 15 :
ERNÄHRUNG UND HYGIENE
BEI HERZPATIENTEN

Bedeutung der Ernährung
in der Erholung und Verhütung

Die Ernährung spielt eine entscheidende Rolle für die Gesundheit des Herzens, sowohl für diejenigen, die sich bereits einer Herzoperation unterzogen haben, als auch für diejenigen, die Herzkrankheiten vorbeugen wollen. Die Beziehung zwischen Ernährung, postoperativer Erholung und der Vorbeugung von Herzkrankheiten ist eng und komplex und spiegelt die Art und Weise wider, wie unsere Ernährung jeden Aspekt unseres Wohlbefindens beeinflusst.

Ernährung und postoperative Erholung
Heilung von Wunden :
Nach einem chirurgischen Eingriff benötigt der Körper spezielle Nährstoffe, um die Reparatur des Gewebes zu unterstützen. Hochwertige Proteine, Vitamine wie Vitamin C und Mineralien wie Zink sind für eine optimale Heilung unerlässlich.
Energie und Kraft :
Die Erholung nach einem chirurgischen Eingriff kann anstrengend sein. Eine nährstoffreiche Ernährung liefert die notwendige Energie, um den Patienten zu helfen, ihre Kraft und Ausdauer wiederzuerlangen.
Immunfunktion :
Die guten Fette, Proteine, Vitamine und Mineralien tragen zur Stärkung des

Immunsystems bei und verringern so das Risiko von postoperativen Infektionen.

Ernährung und Vorbeugung von Herzerkrankungen

Senkung des Cholesterinspiegels :

Eine Ernährung mit einem niedrigen Gehalt an gesättigten Fettsäuren und Transfetten kann in Verbindung mit dem Verzehr von ballaststoffreichen Lebensmitteln dazu beitragen, den Cholesterinspiegel im Blut zu senken, der ein Hauptrisikofaktor für Herzerkrankungen ist.

Kontrolle des Blutdrucks :

Eine Ernährung, die reich an Obst, Gemüse, Vollkornprodukten und wenig Natrium ist, trägt zur Aufrechterhaltung eines gesunden Blutdrucks bei und schützt so das Herz.

Gewichtsmanagement :

Die Aufrechterhaltung eines gesunden Gewichts ist entscheidend für die Gesundheit des Herzens. Eine ausgewogene Ernährung in Kombination mit regelmäßiger körperlicher Aktivität kann helfen, ein optimales Gewicht zu erreichen und zu halten.

Reduzierung von Entzündungen :

Einige Nahrungsmittel, wie z.B. solche, die reich an Omega-3-Fettsäuren sind, haben natürliche entzündungshemmende Eigenschaften, die dazu beitragen können, das Risiko von Herzerkrankungen zu verringern.

Spezielle Ernährung für Herzpatienten

Natriumkontrolle :

Bei Patienten mit Herzinsuffizienz oder Bluthochdruck ist es besonders wichtig, die Natriumaufnahme zu überwachen, um eine Überladung mit Flüssigkeit und einen überhöhten Blutdruck zu vermeiden.

Antioxidantien und Phytonährstoffe :
> Obst, Gemüse und andere pflanzliche Quellen sind reich an Antioxidantien und Phytonährstoffen, die das Herz vor oxidativen Schäden schützen.

Die Ernährung ist eine grundlegende Säule der Herzgesundheit. Ob zur Förderung einer schnellen und vollständigen Genesung nach einer Operation oder zur Vorbeugung von Herzerkrankungen, eine gesunde und ausgewogene Ernährung ist eine langfristige Investition in die Gesundheit. Für Herzpatienten kann die enge Zusammenarbeit mit Ernährungsberatern und medizinischem Fachpersonal bei der Erstellung eines Ernährungsplans helfen, der auf ihre speziellen Bedürfnisse zugeschnitten ist.

Spezielle Ernährungstipps für den Herzpatienten

Die Ernährung spielt eine wichtige Rolle bei der Behandlung und Prävention von Herzerkrankungen. Die Wahl der Ernährung kann viele Risikofaktoren wie Cholesterin, Blutdruck, Entzündungen und Fettleibigkeit beeinflussen. Für Herzpatienten ist eine herzgesunde Ernährung von entscheidender Bedeutung. Im Folgenden finden Sie einige Empfehlungen, die diesen Patienten als Leitfaden dienen können.

Begrenzen Sie das Salz:
> Reduzieren Sie Ihren Salzkonsum, um den Bluthochdruck in den Griff zu bekommen. Bevorzugen Sie hausgemachte Lebensmittel und beschränken Sie verarbeitete Lebensmittel, die häufig reich an Natrium sind.

Nehmen Sie gesunde Fette zu sich:

Wählen Sie ungesättigte Fette, die in Oliven-, Canola- und Sonnenblumenöl enthalten sind. Fügen Sie Omega-3-Quellen wie Lachs, Leinsamen und Walnüsse hinzu. Begrenzen Sie gesättigte Fette und vermeiden Sie Transfette.

Fügen Sie mehr Obst und Gemüse hinzu:

Obst und Gemüse sind reich an Vitaminen, Mineralien und Ballaststoffen und helfen, den Blutdruck zu senken und vor Arteriosklerose zu schützen.

Bevorzugen Sie mageres Eiweiß:

Wählen Sie mageres Fleisch, Geflügel ohne Haut, Fisch und vegetarische Alternativen wie Hülsenfrüchte und Tofu.

Fügen Sie Vollkorngetreide hinzu:

Nahrungsmittel wie Hafer, Quinoa, brauner Reis und Vollkornbrot enthalten Ballaststoffe, die für die Gesundheit des Herzens von Vorteil sind.

Reduzieren Sie den Alkoholkonsum :

Wenn Sie Alkohol trinken, tun Sie dies in Maßen. Alkohol kann den Blutdruck erhöhen.

Begrenzen Sie den Zuckerzusatz :

Gesüßte Getränke, Backwaren und andere Lebensmittel mit hohem Zuckerzusatz können zur Gewichtszunahme beitragen und das Risiko von Herzerkrankungen erhöhen.

Achten Sie auf Ihr Gewicht:

Die Aufrechterhaltung eines gesunden Gewichts ist entscheidend für die Gesundheit des Herzens. Eine ausgewogene Ernährung in Verbindung mit regelmäßiger körperlicher Aktivität hilft Ihnen, dieses Ziel zu erreichen.

Befeuchten Sie sich :
>   Ausreichend Wasser zu trinken ist für die optimale Funktion des Körpers und des Herzens unerlässlich.

Lesen Sie die Etiketten :
>   Wenn Sie lernen, die Nährwertkennzeichnung zu lesen, kann Ihnen das helfen, gesündere Entscheidungen über Ihre Ernährung zu treffen. Achten Sie auf den Natriumgehalt, die Art der Fette und den Zuckerzusatz.

Konsultieren Sie einen Ernährungsberater :
>   Für eine persönliche Beratung wenden Sie sich an einen Ernährungsberater, der Ihnen helfen kann, einen auf Ihre Bedürfnisse zugeschnittenen Ernährungsplan zu erstellen.

Indem er diese Ratschläge befolgt und seine Ernährung schrittweise umstellt, kann der Herzpatient seine Herzgesundheit positiv beeinflussen, seine Lebensqualität verbessern und das Risiko zukünftiger Komplikationen verringern. Die Einführung einer kardiosaintensiven Diät ist eine langfristige Verpflichtung, aber eine Investition in die Gesundheit, die sich lohnt.

Zusammenarbeit mit Ernährungsberatern für angepasste Ernährungspläne

Im Zentrum der multidisziplinären medizinischen Teams steht eine wesentliche, aber manchmal unterschätzte Zusammenarbeit: die zwischen Krankenpfleger und Ernährungsberater. Dies gilt insbesondere für Bereiche, in denen die Ernährung eine wichtige Rolle spielt, wie z.B. in der Herzchirurgie.

Bei der Ankunft eines Patienten sammelt das Pflegepersonal in seiner zentralen Rolle als Pfleger Daten über seinen Allgemeinzustand, seine Essgewohnheiten, eventuelle Allergien oder auch seine kulinarischen Vorlieben. Diese Informationen werden an den Diätassistenten weitergeleitet und ermöglichen eine erste Ernährungsdiagnose und die Festlegung einer geeigneten Ernährungsstrategie.

Der Diätspezialist wird dann mit seinem umfassenden Wissen über Ernährung einen maßgeschneiderten Ernährungsplan erstellen. Dieser Plan wird die spezifischen Bedürfnisse des Patienten berücksichtigen, sei es, um den Körper auf einen chirurgischen Eingriff vorzubereiten, eine optimale Erholung zu fördern oder Komorbiditäten wie Diabetes zu behandeln. Die Krankenschwester spielt aufgrund ihrer Nähe zum Patienten eine zentrale Rolle bei der Überwachung dieses Plans, indem sie beobachtet, wie der Patient auf die ihm servierten Mahlzeiten reagiert, und indem sie sein Feedback einholt.

Aber über die technische Verwaltung hinaus hat diese Zusammenarbeit auch eine menschliche Dimension. Die Mahlzeiten werden zu Schlüsselmomenten im Tagesablauf eines Krankenhauspatienten. Sie geben dem Tag einen Rhythmus, spenden Trost und können sogar ein Indikator für seine Moral und Motivation sein. Der Krankenpfleger mit seiner täglichen Präsenz und der Ernährungsberater mit seinem Fachwissen arbeiten zusammen, um diese Momente zu Momenten des Wohlbefindens, des Zuhörens und der angemessenen Pflege zu machen.

Der Erfolg dieser Zusammenarbeit hängt auch von der Kommunikation und der ständigen Weiterbildung ab. Es ist wichtig, dass Krankenpfleger und Ernährungsberater ihr Wissen teilen, sich über komplexe Fälle austauschen und sich gemeinsam zu neuen Empfehlungen fortbilden.

Durch die Bündelung ihrer Kräfte, ihres Fachwissens und ihrer Menschlichkeit gewährleisten Krankenpfleger und

Diätassistenten eine umfassende, angemessene und patientenzentrierte Ernährungsversorgung, die wesentlich zur Verbesserung der Gesundheit und der Lebensqualität des Patienten beiträgt.

Kapitel 16 :
Kardiale Rehabilitation

Grundsätze und Ziele
kardiale Rehabilitation

Die kardiale Rehabilitation ist ein medizinisch überwachter Prozess, der die Gesundheit und das Wohlbefinden von Menschen mit Herzproblemen oder nach einer Herzoperation verbessern soll. Sie basiert auf einem ganzheitlichen Ansatz, der körperliches Training, therapeutische Ausbildung und psychosoziale Unterstützung kombiniert, um dem Patienten zu helfen, eine optimale Lebensqualität zu erlangen.

Die Grundprinzipien der kardialen Rehabilitation sind:
Individuelle Anpassung: Jedes Programm wird auf die spezifischen Bedürfnisse des Patienten zugeschnitten, wobei seine körperlichen Fähigkeiten, seine Krankengeschichte und seine persönlichen Ziele berücksichtigt werden.
Multidisziplinarität: Die kardiale Rehabilitation ist das Ergebnis der Zusammenarbeit von Kardiologen, Physiotherapeuten, Krankenpflegern, Diätassistenten, Psychologen und anderen Spezialisten, um eine umfassende Betreuung zu bieten.
Kontinuität der Pflege: Die Rehabilitation erstreckt sich oft über mehrere Wochen oder Monate und erfordert eine regelmäßige Überwachung und eine regelmäßige Bewertung der Fortschritte.
Ganzheitlicher Ansatz: Über den körperlichen Aspekt hinaus umfasst die Rehabilitation auch psychologische, ernährungsbezogene und soziale

Aspekte, um den Patienten in seiner Gesamtheit zu behandeln.

Die wichtigsten Ziele der kardialen Rehabilitation sind :

Verbesserung der körperlichen Leistungsfähigkeit: Durch progressive Übungen stärkt der Patient sein Herz, verbessert seine Ausdauer und seine Muskelkraft.

Optimierung der Risikofaktoren: Die Rehabilitation soll dem Patienten helfen, die mit Herzerkrankungen verbundenen Risikofaktoren wie Bluthochdruck, hoher Cholesterinspiegel, Fettleibigkeit oder Rauchen zu kontrollieren und zu reduzieren.

Therapeutische Ausbildung: Die Patienten lernen, ihre Krankheit besser zu verstehen, die Medikamente, die sie einnehmen, und die Änderungen des Lebensstils, die notwendig sind, um ein Wiederauftreten oder Fortschreiten ihrer Erkrankung zu verhindern.

Psychologische Unterstützung: Eine Herzerkrankung kann traumatisch sein und zu Stress, Depressionen oder Angstzuständen führen. Die Rehabilitation bietet emotionale Unterstützung und hilft dem Patienten, diese psychologischen Herausforderungen zu bewältigen.

Soziale Integration: Indem der Patient wieder Vertrauen in sich selbst und seine Fähigkeiten gewinnt, wird er ermutigt, wieder ein aktives soziales und berufliches Leben zu führen.

Sekundäre Prävention: Eines der Hauptziele ist es, das Auftreten neuer kardialer Ereignisse zu verhindern, indem man gute Lebensgewohnheiten einführt und eine angemessene medizinische Betreuung sicherstellt.

Die kardiale Rehabilitation ist mehr als ein einfaches Übungsprogramm. Sie ist ein umfassender, auf den

Patienten ausgerichteter Prozess, der darauf abzielt, ihm die Schlüssel zu einem erfüllten und aktiven Leben trotz seiner Herzerkrankung zurückzugeben.

Die Rolle des Krankenpflegers bei der Überwachung und Begleitung

In der Behandlung eines Herzpatienten spielt die Pflegekraft eine zentrale Rolle und wird oft als das wichtigste Bindeglied zwischen dem Patienten und dem medizinischen Team angesehen. Ihre einzigartige Position, die Nähe zum Patienten und die enge Verbindung zum Pflegeteam, verleiht ihr eine entscheidende Verantwortung für die Betreuung und Begleitung des Patienten.

Therapeutische Erziehung: Das Pflegepersonal ist in der Regel der erste Ansprechpartner für den Patienten, um Fragen zu seiner Krankheit, den durchgeführten Eingriffen, den verschriebenen Medikamenten oder den empfohlenen Änderungen der Lebensweise zu beantworten. Er trägt aktiv zur Aufklärung des Patienten bei, indem er ihm hilft, seine Krankheit und die damit verbundene Pflege besser zu verstehen.

Kontinuierliche Beurteilung: Über die technische Pflege hinaus führt die Pflegekraft regelmäßige Beurteilungen des Gesundheitszustands des Patienten durch und überwacht Schlüsselindikatoren wie Vitalzeichen, Schmerzniveau und die Wirksamkeit der verabreichten Behandlungen.

Emotionale Unterstützung: In Anerkennung der psychologischen Herausforderungen, die eine Herzerkrankung mit sich bringen kann, bietet die Pflegekraft ein offenes Ohr und ständige emotionale Unterstützung. Er ist oft Zeuge der Ängste, Hoffnungen und Sorgen des Patienten und bemüht sich, beruhigende und wohlwollende Antworten zu geben.

Koordination der Pflege: Die Pflegekraft sorgt für eine reibungslose Koordination zwischen den verschiedenen an der Pflege beteiligten Personen - Ärzten, Physiotherapeuten, Ernährungsberatern, Psychologen. Er sorgt dafür, dass die gesamte Pflege harmonisch abläuft und berücksichtigt dabei die Besonderheiten jedes einzelnen Patienten.

Nachsorge **zu Hause**: Nach der Entlassung aus dem Krankenhaus kann die Pflegekraft auch in die Nachsorge zu Hause einbezogen werden, um die ordnungsgemäße Fortsetzung der Pflege, die Einhaltung der ärztlichen Verordnungen und die Früherkennung von Anzeichen einer Komplikation zu gewährleisten.

Gesundheitsförderung: Das Pflegepersonal ermutigt den Patienten, einen gesunden Lebensstil zu führen, sei es in Bezug auf Ernährung, körperliche Aktivität, Raucherentwöhnung oder Stressbewältigung. Er spielt eine aktive Rolle bei der Sekundärprävention, um Rückfälle oder Komplikationen zu vermeiden.

Austausch mit den Familien: Der Krankenpfleger ist sich der Auswirkungen der Krankheit auf das Umfeld bewusst und unterstützt auch die Familien, indem er sie anleitet, beruhigt und in den Pflegeverlauf einbezieht.

Der Krankenpfleger ist der Garant für eine ganzheitliche, patientenzentrierte Betreuung, die technische Fähigkeiten, Beziehungsfähigkeit und klinisches Fachwissen vereint. Seine ständige Präsenz, sein Zuhören und seine Hingabe machen ihn zu einer wichtigen Stütze bei der Betreuung und Begleitung von Herzpatienten.

Übungen, Wiederaufnahme der Tätigkeit und langfristige Überwachung

Eine Herzoperation, so anspruchsvoll sie auch sein mag, ist nur ein Schritt auf dem Weg zur Genesung eines

Herzpatienten. Die Zeit nach der Operation ist ebenso wichtig, insbesondere die Wiederaufnahme der körperlichen Aktivität, angemessene Übungen und eine langfristige Nachsorge, um die Rückkehr zu einem gesunden Leben zu gewährleisten und Komplikationen zu vermeiden.

Wiederaufnahme der täglichen Aktivitäten: Nach einer Operation hat der Patient oft Angst vor der Rückkehr in sein früheres Leben. Hier ist die Rolle des Pflegepersonals und des Rehabilitationsteams von entscheidender Bedeutung. Sie begleiten den Patienten bei der schrittweisen Wiederaufnahme seiner Aktivitäten, die von einfachen alltäglichen Dingen wie Anziehen und Gehen bis hin zu komplexeren Aktivitäten reichen.

Die Bedeutung von Bewegung: Herz-Kreislauf-Übungen, die auf den einzelnen Patienten abgestimmt sind, sind für die Stärkung des Herzens, die Verbesserung der Ausdauer und der Lungenkapazität von wesentlicher Bedeutung. In Begleitung eines Physiotherapeuten lernt der Patient eine Reihe von Übungen kennen, die auf seinen Zustand abgestimmt sind und eine sanfte Wiederaufnahme der körperlichen Aktivität ermöglichen.

Rückkehr an den Arbeitsplatz und soziales Leben: Je nach Art des Berufs können einige Patienten schnell wieder an ihren Arbeitsplatz zurückkehren, während andere eine längere Eingewöhnungszeit benötigen. Der Krankenpfleger hilft bei der Bestimmung des richtigen Zeitpunkts für die Wiederaufnahme der Arbeit und berät über mögliche Anpassungen des Arbeitsplatzes. Auch die Wiederaufnahme eines erfüllten Soziallebens ist ein entscheidender Aspekt der Rehabilitation.

Langfristige medizinische Nachsorge: Nach den ersten Wochen nach der Operation ist eine regelmäßige medizinische Nachsorge erforderlich. Diese Nachsorge stellt sicher, dass das Herz richtig arbeitet, dass die verschriebenen Medikamente gut vertragen werden und dass der Patient die Empfehlungen für den Lebensstil einhält. Regelmäßige Termine mit dem Kardiologen und anderen Spezialisten sowie regelmäßige Untersuchungen sind ein wesentlicher Bestandteil dieser Nachsorge.

Aufklärung und Prävention: Während des gesamten Verlaufs spielt das Pflegepersonal eine Schlüsselrolle bei der Aufklärung des Patienten. Dazu gehören die Information über Warnsignale, die Vorteile einer ausgewogenen Ernährung, die Bedeutung der Raucherentwöhnung und Techniken zur Stressbewältigung.

Psychologische Unterstützung: Eine Herzoperation kann Spuren hinterlassen, die nicht nur körperlicher Natur sind. Viele Patienten äußern Ängste, Befürchtungen oder depressive Verstimmungen. Die psychologische Betreuung, sei es durch das Pflegepersonal oder einen Psychologen, ist von entscheidender Bedeutung, um diese Zustände zu überwinden.

Die postoperative Phase nach einer Herzoperation ist ein kurvenreicher Weg, der mit Herausforderungen, aber auch mit Siegen verbunden ist. Die Wiederaufnahme von Aktivitäten, angepasste Übungen und eine langfristige Nachsorge sind Schlüsseletappen, um dem Patienten unter dem wohlwollenden und fachkundigen Auge seines Krankenpflegers eine wiedergewonnene Lebensqualität zu sichern.

Kapitel 17 :
PALLIATIVMEDIZINISCHE BETREUUNG IN DER KARDIOLOGIE

Einführung in die Palliativmedizin in der Kardiologie

Obwohl die Kardiologie stark auf kurative Interventionen und fortschrittliche medizinische Lösungen ausgerichtet ist, kommt es unweigerlich zu Situationen, in denen eine Heilung keine praktikable Option mehr darstellt. In diesen heiklen und belastenden Momenten kommt die Dimension der Palliativmedizin voll zum Tragen.

Das Wesen der Palliativmedizin: Entgegen der weit verbreiteten Auffassung geht es bei der Palliativmedizin nicht nur um "Sterbebegleitung". Es handelt sich um einen ganzheitlichen Ansatz, der darauf abzielt, Patienten und ihren Familien angesichts einer lebensbedrohlichen Erkrankung eine bessere Lebensqualität zu bieten. Dies umfasst die Behandlung von Schmerzen und Symptomen, aber auch von psychologischen, sozialen und spirituellen Bedürfnissen.

Relevanz für die Kardiologie: In der Kardiologie, insbesondere bei fortgeschrittenen Erkrankungen wie der terminalen Herzinsuffizienz, kann der kurative Ansatz an seine Grenzen stoßen. In diesem Fall ist es wichtig, einen Übergang zu einer Pflege in Betracht zu ziehen, die sich auf das Wohlbefinden des Patienten, die Linderung seiner Symptome und die Unterstützung seiner Familie konzentriert. Diese Pflege ist für ein würdiges und friedliches Lebensende von entscheidender Bedeutung.

Besondere Herausforderungen in der Kardiologie: Herzerkrankungen stellen besondere Herausforderungen für die Palliativmedizin dar. Im Gegensatz zu anderen

Krankheiten, deren Verlauf relativ vorhersehbar ist, können Herzerkrankungen einen abrupten und plötzlichen Verlauf nehmen. Dies macht die Planung der Versorgung, die Diskussion über Patientenverfügungen und die ethische Entscheidungsfindung umso komplexer.

Die Rolle des Krankenpflegers: Der Krankenpfleger spielt eine zentrale Rolle bei der Umsetzung der Palliativpflege in der Kardiologie. Er ist oft der erste Kontaktpunkt zwischen dem Patienten, seiner Familie und dem medizinischen Team. Seine Fähigkeit, Symptome zu beurteilen, effektiv zu kommunizieren, emotionale Unterstützung zu leisten und sich mit anderen Gesundheitsfachkräften zu koordinieren, ist für eine qualitativ hochwertige Palliativversorgung von entscheidender Bedeutung.

Kommunikation und Ethik: Ein wichtiger Teil der Palliativpflege beruht auf einer offenen und ehrlichen Kommunikation. Das Pflegepersonal ist oft gefordert, diese heiklen Gespräche über Erwartungen, Hoffnungen, Ängste und Entscheidungen am Lebensende zu erleichtern.

Verbindung zu den Angehörigen: Palliativmedizin betrifft nicht nur den Patienten. Auch die Angehörigen durchleben eine äußerst schwierige Zeit und benötigen Unterstützung, Informationen und Begleitung. Der Krankenpfleger ist durch seine Nähe und sein Fachwissen eine wichtige Stütze für diese Familien.

Die Palliativpflege in der Kardiologie ist ein wesentlicher Bestandteil der umfassenden Betreuung des Patienten. Sie erinnert daran, dass manchmal über die Heilung hinaus der Komfort, die Würde und die Menschlichkeit im Vordergrund stehen. In diesem Prozess ist das Pflegepersonal ein wichtiger Akteur, der sowohl technische Kompetenz als auch menschliche Wärme einbringt.

Umgang mit Symptomen und emotionale Unterstützung

Die Herzchirurgie ist ein Eingriff, der das Herz dessen berührt, was uns am Leben hält. Patienten, die mit dieser Realität konfrontiert werden, erleben oft eine Flut von Emotionen, kombiniert mit einer Vielzahl von körperlichen Symptomen, die eine angemessene Behandlung erfordern. Der Schlüssel liegt in einer effektiven Symptombehandlung und einer starken emotionalen Unterstützung.

Die Dualität der Symptome: Postoperativ nach einer Herzoperation können die Patienten eine Reihe von Symptomen aufweisen. Diese können physiologischer Art sein, wie Schmerzen, Müdigkeit, Atembeschwerden oder Arrhythmien, aber auch psychologischer Art, wie Angst, Depressionen oder ein Gefühl der Verletzlichkeit.

Ganzheitliche Beurteilung: Für eine effektive Pflege ist ein ganzheitlicher Ansatz unerlässlich. Der Pfleger muss sowohl die körperlichen als auch die emotionalen Symptome beurteilen. Schmerzskalen, Fragebögen zur psychischen Gesundheit und regelmäßige Gespräche sind wertvolle Hilfsmittel in diesem Prozess.

Analgetische Strategien: Schmerzen sind eines der häufigsten und am meisten gefürchteten Symptome. Die Pflegekraft muss in der Lage sein, die verschriebenen Medikamente zu verabreichen und dabei auf mögliche Nebenwirkungen zu achten. Gleichzeitig können nicht-pharmakologische Techniken wie Entspannung oder Ablenkung wirksam sein.

Emotionale Begleitung: Gefühle von Angst und Unsicherheit sind nach einer Herzoperation weit verbreitet. Die Pflegekraft spielt hier eine entscheidende Rolle, indem sie zuhört und beruhigt. Er ist oft die dem Patienten am nächsten stehende medizinische Fachkraft, die nicht nur Pflege, sondern auch ein offenes Ohr und eine beruhigende Präsenz bietet.

Die wohlwollende Kommunikation : Die Art und Weise, wie Informationen an den Patienten weitergegeben werden, kann seinen emotionalen Zustand stark beeinflussen. Eine klare, ehrliche und einfühlsame Kommunikation ist von grundlegender Bedeutung. Es geht darum, Fragen zu beantworten, Mythen zu zerstreuen und das Sicherheitsgefühl des Patienten zu stärken.

Unterstützung durch die Familie: Die Familie spielt oft eine Schlüsselrolle bei der emotionalen Genesung des Patienten. Der Pfleger muss auch sie unterstützen, aufklären und beruhigen. Sie mit Informationen zu versorgen, sie in die Pflege einzubeziehen und auf ihre Sorgen einzugehen, fördert ein Umfeld, das die Genesung fördert.

Überweisung und Zusammenarbeit: In komplexeren Fällen kann es erforderlich sein, dass die Pflegekraft eng mit anderen Spezialisten wie Psychologen, Psychiatern oder Sozialarbeitern zusammenarbeitet. Eine schnelle Überweisung kann oft den Unterschied bei der Behandlung der Symptome und des emotionalen Wohlbefindens ausmachen.

Die Behandlung der Symptome und die emotionale Unterstützung sind untrennbar miteinander verbunden. Die postoperative Pflege umfasst nicht nur die physische Heilung, sondern auch die emotionale und psychologische Heilung. Das Pflegepersonal steht aufgrund seiner Ausbildung und Erfahrung an vorderster Front, um dieses empfindliche Gleichgewicht zu gewährleisten.

Teamarbeit
mit den Spezialisten für Palliativmedizin

Die Kardiologie ist, wie auch andere medizinische Fachgebiete, mit Momenten konfrontiert, in denen die Prognose eines Patienten trotz der bestmöglichen

Interventionen schlecht ist. In solchen Situationen ist die palliative Versorgung von entscheidender Bedeutung, um eine optimale Lebensqualität für den Patienten zu gewährleisten. Die Pflegekraft in der Herzchirurgie arbeitet dann eng mit einem Team von Spezialisten zusammen, die sich dieser Pflege widmen. Diese interdisziplinäre Beziehung ist sowohl komplex als auch bereichernd und erfordert eine reibungslose Kommunikation, Einfühlungsvermögen und gegenseitigen Respekt.

Die Ziele der Palliativmedizin verstehen : Das Wesen der Palliativmedizin liegt in der Linderung von Leiden, sei es physischer, psychologischer, sozialer oder spiritueller Art. Es geht nicht unbedingt um das Ende des Lebens, sondern um Lebensqualität. Das Pflegepersonal muss diesen Ansatz, der sich auf den Patienten und nicht auf die Krankheit konzentriert, verstehen und respektieren.

Die zentrale Rolle der Kommunikation: Palliativteams bestehen häufig aus Ärzten, Krankenschwestern, Sozialarbeitern, Psychologen, Seelsorgern und manchmal auch anderen Fachkräften. Die Koordination der Versorgung erfordert einen regelmäßigen und transparenten Austausch zwischen all diesen Akteuren, um eine ganzheitliche Betreuung zu gewährleisten.

Umgang mit komplexen Symptomen : Palliativpatienten können eine Vielzahl von Symptomen aufweisen, die von Schmerzen über Kurzatmigkeit bis hin zu Angstzuständen reichen. Die Zusammenarbeit mit einem spezialisierten Team ermöglicht es, gezielte und wirksame Behandlungsstrategien zu entwickeln, die die Fähigkeiten des kardiologischen Pflegepersonals erweitern.

Emotionale und psychologische Unterstützung: Die Pflegekraft ist oft die erste Anlaufstelle für den Patienten und seine Familie. In Zusammenarbeit mit den Palliativspezialisten kann er sicherstellen, dass deren emotionale Bedürfnisse erkannt und behandelt werden, sei es durch ein einfaches Gespräch oder durch eine strukturiertere Therapie.

Schwierige Entscheidungen: Fragen im Zusammenhang mit der Begrenzung oder Beendigung der Behandlung, Patientenverfügungen oder Sterbehilfe können auftauchen. Diese folgenschweren Entscheidungen erfordern eine enge Zusammenarbeit zwischen dem Krankenpfleger, dem Patienten, der Familie und dem Palliativteam.

Aufklärung und Bewusstseinsbildung : Das kardiologische Pflegepersonal hat auch eine Rolle bei der Sensibilisierung anderer Mitglieder des medizinischen Teams für die Bedeutung der Palliativmedizin zu spielen. Sie kann als Brücke zwischen der Herzstation und der Palliativstation fungieren und so den Transfer von Wissen und Fähigkeiten erleichtern.

Selbstfürsorge: Die Zusammenarbeit mit einem Palliativteam kann emotional belastend sein. Es ist wichtig, dass die Pflegekraft ihre eigenen Emotionen erkennt, sich bei Bedarf Unterstützung holt und sich in Selbstmitgefühl übt.

Die Zusammenarbeit zwischen der Pflegekraft für Herzchirurgie und den Spezialisten für Palliativmedizin ist eine starke Allianz, die sich auf das Wohlbefinden und die Würde des Patienten konzentriert. Jede Fachkraft bringt ihre Fähigkeiten und ihre einzigartige Perspektive ein und arbeitet gemeinsam auf das Ziel hin, die bestmögliche Lebensqualität zu bieten.

Kapitel 18 :
DIE HERAUSFORDERUNGEN DES GESUNDHEITSSYSTEMS UND HERZCHIRURGIE

Das Gesundheitssystem verstehen und die finanziellen Herausforderungen

Die Welt der Medizin wird nicht nur von Forschung, Innovation und Hingabe an die Sache des menschlichen Wohlergehens geleitet. Sie wird auch stark von den Gesundheitssystemen beeinflusst, in denen sie tätig ist, die häufig von organisatorischer, politischer und finanzieller Komplexität geprägt sind. Für eine Fachkraft im Gesundheitswesen, insbesondere eine Pflegekraft in der Herzchirurgie, ist das Verständnis dieser Herausforderungen entscheidend, um die bestmögliche Pflege zu bieten und sich gleichzeitig geschickt durch das Labyrinth der Bürokratie und der Budgetbeschränkungen zu navigieren.

Der globale Rahmen des Gesundheitssystems: Jedes Land hat sein eigenes Gesundheitssystem, das durch jahrzehntelange oder sogar jahrhundertelange Politik, Traditionen und Verhandlungen geprägt wurde. Einige Systeme werden weitgehend vom Staat finanziert, andere basieren auf privaten Versicherungen und viele sind eine Mischung aus beidem. Die Kenntnis der Grundstruktur des Gesundheitssystems seines Landes hilft dem Krankenpfleger, Patienten zu beraten und die Herausforderungen zu verstehen, mit denen sie konfrontiert sind.

Finanzieller Druck: Die Kosten der Herzchirurgie sind, wie bei vielen hochmodernen medizinischen Eingriffen, hoch. Sie umfassen alles, von den Honoraren der Chirurgen über die Kosten für medizinische Geräte bis hin zu den Kosten für den Krankenhausaufenthalt. Die Patienten, ihre Familien und manchmal sogar das medizinische Personal können von diesen Kosten überfordert sein, was zu ethischen Dilemmas über den fairen Zugang zu medizinischer Versorgung führt.

Die Rolle der Versicherungen: Die Versicherungsgesellschaften spielen oft eine zentrale Rolle bei der Festlegung, was, wie viel und unter welchen Bedingungen gedeckt ist. Der Krankenpfleger muss häufig eng mit diesen Einrichtungen zusammenarbeiten, um eine optimale Versorgung zu gewährleisten.

Ethische Fragen: Die Frage, wer, wann und wie behandelt wird, ist tief in ethischen Fragen verwurzelt. Da die Ressourcen begrenzt sind, müssen schwierige Entscheidungen getroffen werden, die manchmal dazu führen, dass Angehörige der Gesundheitsberufe in einen Konflikt zwischen ihrem Wunsch zu helfen und den finanziellen Realitäten geraten.

Die Bedeutung der Prävention: Angesichts der steigenden Kosten für die Gesundheitsversorgung ist die Bedeutung der Prävention wichtiger denn je. Durch die Aufklärung der Patienten über kardiale Risikofaktoren und die Förderung eines gesunden Lebensstils spielen die Krankenpfleger eine Schlüsselrolle bei der Reduzierung zukünftiger Kosten.

Innovation und Kosten: Während neue chirurgische Technologien und Methoden bessere Ergebnisse und schnellere Genesung bieten können, sind sie oft mit einem hohen Preisschild versehen. Es ist eine ständige Herausforderung, ein Gleichgewicht zwischen der Einführung dieser Innovationen und der Kontrolle der Kosten zu finden.

Ausbildung und Weiterbildung : Finanzielle Herausforderungen wirken sich auch auf die Weiterbildung aus. Institutionen können aufgrund von Budgetbeschränkungen zögern, in die Ausbildung ihres

Personals zu investieren, was die Qualität der Pflege gefährden kann.

Das Navigieren in der Welt des Gesundheitswesens erfordert mehr als nur medizinische Fähigkeiten. Es ist eine schwierige Balance zwischen der Bereitstellung von qualitativ hochwertiger Pflege, dem Verständnis des Systems und der Anerkennung der allgegenwärtigen finanziellen Herausforderungen. Für einen Krankenpfleger in der Herzchirurgie bedeutet dies, dass er mit einem Skalpell ebenso gut umgehen kann wie mit einem Budget.

Der Einfluss der Gesundheitspolitik über Herzchirurgie

Die Schnittmenge zwischen Gesundheitspolitik und Herzchirurgie ist ein faszinierendes Gebiet, das die Konvergenz zwischen dem makroskopischen Spektrum der Regierungsentscheidungen und der Mikrorealität in den Operationssälen markiert. Die Entwicklung, Verfügbarkeit und Qualität der Herzchirurgie in einer bestimmten Region hängt stark von den Prioritäten, der Politik und den Investitionen ab, die von den politischen Entscheidungsträgern festgelegt werden.

Finanzierung und Ressourcenallokation: Politische Entscheidungen bestimmen weitgehend die Finanzierung, die den verschiedenen Sektoren des Gesundheitswesens zugewiesen wird. Die Mittel können für hochmoderne Geräte, spezialisierte Herzzentren oder die Ausbildung von Fachpersonal verteilt werden. Die Verteilung dieser Ressourcen hat direkte Auswirkungen auf die Zugänglichkeit und die Qualität der kardiologischen Versorgung.

Gleicher Zugang zur Gesundheitsversorgung: Die Gesundheitspolitik legt oft fest, wer Zugang zu welcher Art von Versorgung hat. So können z.B. in manchen Systemen fortgeschrittene Herzverfahren Patienten mit bestimmten Versicherungen oder in bestimmten Regionen vorbehalten sein, so dass andere Patienten in prekären Situationen bleiben.

Forschung und Entwicklung : Politische Initiativen können die Forschung in der Herzchirurgie fördern oder behindern. Eine starke staatliche Unterstützung der medizinischen Forschung kann zu Innovationen bei chirurgischen Techniken, medizinischen Geräten und Medikamenten führen.

Standards und Regulierungen : Praxisstandards und Vorschriften beeinflussen die Art und Weise, wie die Herzchirurgie durchgeführt wird. Dies kann Sterilitätsstandards, postoperative Protokolle oder Richtlinien für den Einsatz bestimmter Technologien umfassen.

Präventionsprogramme: Der Einfluss der Politik auf Herzoperationen ist nicht nur reaktiv, sondern auch präventiv. Eine solide Politik zur Prävention von Herzkrankheiten, wie z.B. Programme zur Gesundheitserziehung oder Regulierungen der Werbung für Junkfood, kann die Notwendigkeit von Herzoperationen reduzieren.

Internationale Beziehungen: Außenpolitik und Handelsabkommen können die Herzchirurgie beeinflussen, insbesondere im Hinblick auf den Import von Ausrüstungen, Medikamenten oder sogar den Austausch von Wissen und Ausbildung zwischen Ländern.

Politik und Ethik: Manchmal entstehen ethische Dilemmas, wie die Entscheidung, ob eine teure Behandlung universell angeboten oder einer bestimmten Untergruppe von Patienten vorbehalten werden soll. Diese Dilemmas werden häufig von politischen Entscheidungen beeinflusst.

Letztendlich prägt die Gesundheitspolitik die Art und Weise, wie die Herzchirurgie praktiziert, finanziert und weiterentwickelt wird. Herzchirurgen, Krankenpfleger und andere Angehörige der Gesundheitsberufe müssen nicht nur ihre klinischen Fähigkeiten beherrschen, sondern auch die Politik verstehen und in einigen Fällen beeinflussen, um die bestmögliche Versorgung ihrer Patienten zu gewährleisten.

Zusammenarbeit mit den Verwaltern und Entscheidungsträger

In der komplexen Welt des Gesundheitswesens beschränkt sich die interprofessionelle Zusammenarbeit nicht auf die Interaktion zwischen den Angehörigen der Gesundheitsberufe. Sie umfasst auch die engen Beziehungen zwischen dem klinischen Personal, wie Krankenschwestern und Ärzten, und den Administratoren oder Entscheidungsträgern, die häufig für Logistik, Finanzen, Strategie oder Personal zuständig sind. Diese Zusammenarbeit ist von entscheidender Bedeutung, um eine optimale Patientenversorgung zu gewährleisten und gleichzeitig die organisatorischen und budgetären Beschränkungen einzuhalten.

Verflechtung der Rollen: Obwohl die Rollen von Klinikern und Verwaltern unterschiedlich sind, sind sie stark miteinander verbunden. Die Entscheidungen der Verwalter haben einen direkten Einfluss auf die Arbeitsbedingungen der Kliniker und die Qualität der Patientenversorgung. Umgekehrt ist das Feedback der Kliniker entscheidend, damit die Verwalter fundierte Entscheidungen treffen können.

Offene Kommunikation: Eine transparente Kommunikation ist die Grundlage für eine effektive Zusammenarbeit. Das Pflegepersonal muss in der Lage sein, seine Bedenken, Bedürfnisse oder Vorschläge zu äußern, während es gleichzeitig die budgetären oder organisatorischen Einschränkungen versteht, die die Verwaltungsbeamten im Auge haben.

Die Herausforderungen **verstehen**: Um **die** Zusammenarbeit zu erleichtern, ist es von entscheidender Bedeutung, dass jeder die Herausforderungen und Aufgaben des anderen versteht. Das Pflegepersonal sollte über grundlegende Kenntnisse der Managementprinzipien verfügen, während die Verwalter mit dem klinischen Kontext vertraut sein sollten, insbesondere mit den besonderen Herausforderungen der Herzchirurgie.

Auf den Patienten ausgerichtete Lösungen : Bei jeder Diskussion oder Verhandlung muss das Wohl des Patienten im Mittelpunkt stehen. Entscheidungen müssen immer auf die Verbesserung der Qualität der Pflege und der Patientenerfahrung abzielen, auch wenn dies Kompromisse auf beiden Seiten erfordert.

Kooperationsforen: Gemeinsame Ausschüsse oder Arbeitsgruppen, die sowohl Kliniker als auch Verwaltungspersonal umfassen, können eingerichtet werden, um spezifische Themen zu diskutieren, wie z.B. die Anschaffung neuer Geräte, die Verbesserung von Arbeitsabläufen oder die Weiterbildung.

Weiterbildung: Die Organisation von gemeinsamen Workshops oder Schulungen kann das gegenseitige Verständnis fördern und die Zusammenarbeit verbessern. Beispielsweise kann ein Workshop über die neuesten Innovationen in der Herzchirurgie sowohl für spezialisierte Krankenschwestern als auch für Finanzmanager von Interesse sein.

Beteiligung an Entscheidungen: Die Einbeziehung des Pflegepersonals in die Entscheidungsfindung, insbesondere bei Entscheidungen, die ihre klinische Praxis direkt betreffen, stärkt das Zugehörigkeitsgefühl und die Motivation. Dies kann auch dazu beitragen, innovative Lösungen zu finden oder mögliche Probleme zu antizipieren.

Die Zusammenarbeit zwischen Pflegekräften und Verwaltern ist nicht immer einfach, da es darum geht, die manchmal unterschiedlichen Sichtweisen miteinander in Einklang zu bringen. Wenn diese Zusammenarbeit jedoch erfolgreich ist, kann sie zu einer erheblichen Verbesserung der Patientenversorgung, einer höheren Berufszufriedenheit und einer besseren organisatorischen Effizienz führen.

Kapitel 19 :
WEITERBILDUNG UND BERUFLICHE ENTWICKLUNG

Die Bedeutung von Weiterbildung

Im medizinischen Bereich und insbesondere in der Herzchirurgie ist Fortbildung nicht nur ein Muss, sondern auch ein Garant für die Qualität der erbrachten Leistungen. Sie ermöglicht es den Fachleuten, einschließlich der Krankenpfleger, auf dem neuesten Stand zu bleiben, die neuesten Techniken zu beherrschen und eine optimale Patientenversorgung zu gewährleisten.

Ständige Weiterentwicklung des Wissens: Die Medizin ist eine Wissenschaft, die sich ständig weiterentwickelt. Die Forschung schreitet voran, neue Entdeckungen werden gemacht und die medizinischen Empfehlungen können sich ändern. Fortlaufende Schulungen halten Sie auf dem Laufenden und garantieren, dass die Patienten von den besten verfügbaren Praktiken profitieren.

Integration technologischer Innovationen: Mit dem Aufkommen neuer Technologien, wie z.B. fortschrittlicher Überwachungsgeräte oder innovativer chirurgischer Techniken, ist es von entscheidender Bedeutung, dass das Pflegepersonal sich mit diesen Werkzeugen vertraut macht. Eine angemessene Schulung gewährleistet einen effizienten und sicheren Einsatz dieser Technologien im Dienste des Patienten.

Verbesserung der klinischen Kompetenz: Die Weiterbildung ist nicht nur theoretisch. Sie umfasst auch praktische Workshops, Simulationen und Schulungen vor Ort, die die klinischen Fähigkeiten des Pflegepersonals stärken und verbessern.

Stärkung der Multidisziplinarität: Fortbildungen sind oft eine Gelegenheit für die verschiedenen Akteure der medizinischen Welt, sich zu treffen und auszutauschen. Diese Interaktionen bereichern die Praxis jedes Einzelnen, fördern ein besseres Verständnis der jeweiligen Rollen und stärken die Zusammenarbeit innerhalb der Teams.

Erfüllung regulatorischer Anforderungen: In vielen Ländern ist eine bestimmte Anzahl von Fortbildungsstunden erforderlich, um die Lizenz oder die Berufszulassung aufrechtzuerhalten. Dies ist nicht nur eine Pflicht, sondern auch ein Beweis für Ihr berufliches Engagement.

Berufliche und persönliche Entwicklung: Die Fortbildung trägt auch zur beruflichen Entwicklung des Pflegepersonals bei, indem sie Möglichkeiten zur Spezialisierung oder zum beruflichen Aufstieg bietet. Auf persönlicher Ebene fördert sie das Selbstvertrauen, die Arbeitszufriedenheit und das Gefühl der Erfüllung.

Vermeidung von medizinischen Fehlern: Regelmäßige Schulungen reduzieren das Risiko von medizinischen Fehlern, indem sie an gute Praktiken erinnern und das Bewusstsein für häufige Fehler oder zu vermeidende Fallstricke schärfen.

Anpassung an spezifische Kontexte: Die Herzchirurgie mit ihren Besonderheiten und Herausforderungen erfordert ein verfeinertes Wissen. Die auf dieses Fachgebiet ausgerichteten Kurse sind auf die besonderen Bedürfnisse von Herzpatienten ausgerichtet.

Insgesamt ist die Fortbildung ein Eckpfeiler des Pflegeberufs in der Herzchirurgie. Sie verkörpert das Engagement der Pflegenden für ihre Patienten, ihren Beruf und sich selbst und gewährleistet eine optimale Pflegequalität in einem Bereich, der sich ständig weiterentwickelt.

Konferenzen, Seminare und relevante Workshops

Um auf dem Gebiet der Medizin, insbesondere der Herzchirurgie, aktiv und informiert zu bleiben, ist eine regelmäßige Teilnahme an Konferenzen, Seminaren und Workshops erforderlich. Diese professionellen Treffen bieten nicht nur Lernmöglichkeiten, sondern auch die Gelegenheit, sich mit Kollegen auszutauschen, die neuesten Entwicklungen zu diskutieren und gemeinsam an klinischen oder Forschungsfragen zu arbeiten.

Umfang der Konferenzen: Es gibt eine Vielzahl von medizinischen Konferenzen, von internationalen Kardiologie-Symposien mit Tausenden von Teilnehmern bis hin zu intimeren Treffen, **die sich** auf bestimmte Themen konzentrieren, wie neue chirurgische Techniken oder postoperative Behandlung.

Spezialisierte Seminare : Seminare sind oftmals konzentrierter und tiefgehender als eine allgemeine Konferenz. Sie können spezielle Themen behandeln, wie z.B. den Einsatz spezieller Technologien, den Umgang mit spezifischen Komplikationen oder die ethischen Fragen der Herztransplantation.

Praktische Workshops: Im Gegensatz zu Konferenzen und Seminaren, die oft theoretisch sind, sind Workshops praktische Sitzungen. Sie können sich auf die Handhabung neuer Geräte, chirurgische Simulationen oder die Kommunikation zwischen Patient und Pflegekraft beziehen.

Austausch und Vernetzung: Diese Veranstaltungen sind eine ideale Gelegenheit, Kollegen zu treffen, berufliche Kontakte zu knüpfen und sich über klinische Fälle oder persönliche Erfahrungen auszutauschen. Dieses Netzwerk kann sich als wertvoll erweisen, um Ratschläge zu erhalten, an Forschungsprojekten mitzuarbeiten oder einfach Herausforderungen und Erfolge zu teilen.

Informiert bleiben: Angesichts der raschen Entwicklung in der Medizin bietet die Teilnahme an diesen Veranstaltungen die Möglichkeit, sich über die neuesten Entwicklungen auf dem Laufenden zu halten, sei es in der Forschung, bei neuen chirurgischen Techniken oder bei klinischen Empfehlungen.

Aktive Teilnahme: Viele Fachleute nehmen nicht nur als Zuhörer an diesen Veranstaltungen teil, sondern bringen sich aktiv ein, indem sie ihre Forschung präsentieren, Workshops leiten oder an Rundtischgesprächen teilnehmen. Diese aktive Teilnahme ist eine hervorragende Gelegenheit, sich bekannt zu machen und einen Beitrag zur Berufsgemeinschaft zu leisten.

Fortbildungsmöglichkeiten: Für viele Krankenpfleger können diese Konferenzen, Seminare und Workshops auch als Fortbildungsstunden gezählt werden, die für die Aufrechterhaltung bestimmter Zertifizierungen oder Akkreditierungen erforderlich sind.

Herausforderungen und Kontroversen: Diese Veranstaltungen sind auch Schauplatz lebhafter Diskussionen über kontroverse Themen und bieten Raum für ethische, klinische oder sogar politische Debatten.

Internationale Perspektive: Die großen Konferenzen bieten eine internationale Perspektive, die es ermöglicht zu verstehen, wie Herzchirurgie in verschiedenen Kontexten und Kulturen praktiziert wird.

Die Teilnahme an diesen professionellen Treffen ist für jeden Krankenpfleger in der Herzchirurgie unerlässlich, um die bestmögliche Pflege zu leisten und gleichzeitig aktiv zur Weiterentwicklung seines Berufsstandes beizutragen.

Mentoring und Betreuung neue Krankenpfleger

Die Integration einer neuen Pflegekraft in eine Abteilung, insbesondere in einem so anspruchsvollen und spezialisierten Bereich wie der Herzchirurgie, ist ein heikler Moment, sowohl für die Fachkraft als auch für das bestehende Team. Mentoring und Coaching sind wesentliche Instrumente, um einen reibungslosen Übergang zu gewährleisten, die Entwicklung von Kompetenzen zu fördern und den Zusammenhalt des Teams zu stärken.

Das Wesen des Mentoring : Mentoring ist nicht nur eine technische Ausbildung. Es ist eine privilegierte berufliche Beziehung, in der eine erfahrene Pflegekraft, der Mentor, einen Neuankömmling anleitet, unterstützt und berät. Diese Beziehung basiert auf Vertrauen, Austausch und gegenseitigem Engagement.

Vermittlung von Fachwissen: Der Bereich der Herzchirurgie ist reich an Techniken, Protokollen und Spezialwissen. Der Mentor führt die neue Pflegekraft durch diese Komplexität und hilft ihr dabei, Theorie und Praxis zu verbinden, ihre Fähigkeiten zu verfeinern und sich an die Besonderheiten der Abteilung anzupassen.

Emotionale und psychologische Unterstützung: Die Welt der Herzchirurgie kann stressig und emotional anspruchsvoll sein. Der Mentor ist da, um dem neuen Krankenpfleger zu helfen, sich in diesen manchmal stürmischen Gewässern zurechtzufinden, indem er zuhört, Ratschläge gibt und Trost spendet.

Integration in das Team: Der Mentor erleichtert auch die soziale und berufliche Integration der neuen Pflegekraft. Er übernimmt die Rolle eines Vermittlers, der den Neuankömmling dem Team vorstellt, die Kultur der Abteilung entschlüsselt und ein Klima des Vertrauens schafft.

Konstruktives Feedback : Eine der wichtigsten Aufgaben des Mentors besteht darin, regelmäßig Feedback zu geben. Dieses positive und korrigierende Feedback ermöglicht es der neuen Pflegekraft, Fortschritte zu machen, ihre Praktiken anzupassen und ihr Selbstvertrauen zu stärken.

Entwicklung des Mentoring: Die Mentoring-Beziehung ist anfangs sehr streng geregelt, entwickelt sich aber im Laufe der Zeit weiter. Mit zunehmender Autonomie und wachsendem Selbstvertrauen der neuen Pflegekraft passt der Mentor seinen Ansatz an, bietet mehr Freiraum und steht gleichzeitig für Unterstützung und Beratung zur Verfügung.

Aufwertung der Mentor-Rolle: Mentor zu sein ist eine Verantwortung, aber auch eine Anerkennung des Know-hows und der Erfahrung. Es ist eine Gelegenheit für erfahrene Pflegekräfte, ihr Wissen weiterzugeben, aber auch sich selbst in Frage zu stellen, ihre Kompetenzen zu aktualisieren und ihr Engagement für den Beruf zu erneuern.

Aufbau einer dauerhaften Beziehung: In vielen Fällen führt die Mentoring-Beziehung zu einer dauerhaften beruflichen Beziehung, die von gegenseitigem Respekt und Austausch geprägt ist. Mentor und Mentee können zu Kollegen, Mitarbeitern oder sogar Freunden werden, die eine gemeinsame Geschichte und eine Leidenschaft für ihren Beruf teilen.

Mentoring und Coaching für neue Pflegekräfte sind unerlässlich, um eine erfolgreiche Integration zu gewährleisten, die Kompetenzen des Teams zu stärken und eine optimale Versorgung der Patienten in der Herzchirurgie sicherzustellen. Es handelt sich um eine Win-Win-Situation, die für den Mentor, den Mentee, das Team und letztendlich für die Patienten von Vorteil ist.

Kapitel 20 :
GLEICHGEWICHT
ARBEIT - PERSÖNLICHES LEBEN

Erkennen Sie die Anzeichen von Erschöpfung.

In der anspruchsvollen und schnelllebigen Welt der Herzchirurgie ist es für Krankenpfleger und das gesamte medizinische Personal von entscheidender Bedeutung, die Anzeichen von Erschöpfung zu erkennen. Eine unbehandelte Erschöpfung kann nicht nur die psychische und physische Gesundheit des Betroffenen beeinträchtigen, sondern auch die Qualität der Patientenversorgung gefährden.

Physische Symptome: Erschöpfung äußert sich oft in chronischer Müdigkeit, die selbst nach einer Nacht Schlaf unüberwindbar ist. Diese Müdigkeit kann von Kopfschmerzen, Muskelschmerzen, Schlafstörungen, Verdauungsstörungen und einer verminderten Infektionsresistenz begleitet sein.
Beeinträchtigung der kognitiven Funktionen: Verminderte Konzentration, häufiges Vergessen, Schwierigkeiten bei der Entscheidungsfindung oder eine verlängerte Reaktionszeit sind Alarmsignale. In einem chirurgischen Kontext können diese Symptome dramatische Folgen haben.
Emotionen und Stimmung: Erschöpfung kann zu Stimmungsschwankungen, erhöhter Reizbarkeit, Gefühlen von Traurigkeit oder Depression, einem Gefühl der Isolation oder einer verminderten persönlichen Zufriedenheit führen.
Arbeitsverhalten: Desinteresse an der Arbeit, nachlassende Motivation, häufiges Zuspätkommen, eine Zunahme von Behandlungsfehlern oder die Tendenz, sich

von den Kollegen zu isolieren, können Anzeichen für einen Burnout sein.

Veränderung der sozialen Beziehungen: Eine Tendenz zur Isolation, Desinteresse an sozialen Aktivitäten oder Hobbys sowie ein Gefühl der Entfremdung von Angehörigen können ebenfalls darauf hindeuten.

Negative Einstellungen: Eine zynische Sicht der Arbeit, das Gefühl, überfordert zu sein, in seinem Beruf gefangen zu sein oder den Wert oder die Bedeutung seiner Arbeit zu bezweifeln, sind typische Symptome für Burnout.

Risikoverhalten: Manche Menschen können als Reaktion auf Erschöpfung selbstzerstörerische Verhaltensweisen wie übermäßigen Alkoholkonsum, Drogenkonsum, unausgewogene Ernährung oder andere Risikoverhaltensweisen entwickeln.

Es ist von entscheidender Bedeutung, dass Gesundheitsfachkräfte, Teamleiter und sogar Angehörige diese Anzeichen erkennen. Dies ermöglicht es, schnell einzugreifen, Unterstützung anzubieten und die Person möglicherweise an geeignete Ressourcen zu verweisen. Im medizinischen Bereich und insbesondere in der Herzchirurgie, wo jeder Handgriff zählt, ist die Selbstfürsorge untrennbar mit der Qualität der Patientenversorgung verbunden.

Strategien zur Aufrechterhaltung ein gesundes Gleichgewicht

Angehörige der Gesundheitsberufe, insbesondere in der anspruchsvollen Umgebung der Herzchirurgie, stehen oft unter großem Druck. Es ist jedoch wichtig, ein gesundes Gleichgewicht zwischen Berufs- und Privatleben zu bewahren, um die Qualität der Pflege zu gewährleisten und gleichzeitig die eigene geistige und körperliche Gesundheit zu erhalten. Hier sind einige Strategien, die dabei helfen können, dieses Gleichgewicht zu finden und zu erhalten.

1. Priorisierung und Abgrenzung: Es ist von grundlegender Bedeutung, klare Prioritäten zu setzen, sowohl im beruflichen als auch im persönlichen Bereich. Dies ermöglicht es, Zeit für die wirklich wichtigen Dinge zu haben. Das Setzen von Grenzen zwischen Arbeit und Privatleben, wie z.B. das Vermeiden, Arbeit mit nach Hause zu nehmen oder die Verbindung zu geschäftlichen E-Mails während des Urlaubs zu trennen, kann helfen, dieses Gleichgewicht zu bewahren.

2. Zeit für sich **selbst**: Es ist wichtig, sich regelmäßig Zeit für Entspannung und Freizeit zu **nehmen.** Dies kann so einfach sein wie ein Buch zu lesen, Sport zu treiben, zu meditieren oder Qualitätszeit mit Ihren Lieben zu verbringen.

3. Stressbewältigung: Techniken wie Meditation, Yoga oder tiefes Atmen können bei der Stressreduzierung hilfreich sein. Es kann auch hilfreich sein, einen spezialisierten Therapeuten oder Coach zu konsultieren, um geeignete Strategien zur Stressbewältigung zu erlernen.

4. Regelmäßiges Training: Körperliche Aktivität ist nicht nur gut für die körperliche Gesundheit, sondern auch ein hervorragendes Mittel, um Stress abzubauen und die Stimmung durch die Freisetzung von Endorphinen zu verbessern.

5. Ausgewogene Ernährung: Eine angemessene Ernährung unterstützt das körperliche und geistige Wohlbefinden. Eine ausgewogene Ernährung, ausreichende Wasserzufuhr und die Vermeidung von Exzessen können die Stressresistenz erhöhen.

6. Schlaf: Ausreichender und qualitativ hochwertiger Schlaf ist von entscheidender Bedeutung. Schlafmangel kann zu Stress führen, die kognitiven Fähigkeiten beeinträchtigen und sich negativ auf die Gesundheit auswirken.

7. Ein Unterstützungsnetzwerk aufbauen: Kollegen, Freunde oder Familienmitglieder zu haben, mit denen man reden und Erfahrungen austauschen kann, kann eine große Hilfe sein, um Dampf abzulassen.

8. Weiterbildung: Das Auffrischen von Fähigkeiten und das Erlernen neuer Methoden kann berufliche Ängste verringern und das Selbstvertrauen stärken.

9. Delegieren lernen: Es ist wichtig **zu** erkennen, dass man nicht alles alleine machen kann. Wenn Sie Aufgaben delegieren, sei es am Arbeitsplatz oder zu Hause, können Sie die Last besser verteilen.

10. Urlaub machen: Es ist lebenswichtig, sich selbst kurze Pausen zu gönnen, um neue Energie zu tanken, sich zu erholen und gestärkt zurückzukehren.

Es ist wichtig, sich vor Augen zu halten, dass es keine Schande ist, Hilfe zu suchen, wenn das Gleichgewicht unerreichbar erscheint. Ob es sich um einen Gesundheitsexperten, einen Mentor oder einen Angehörigen handelt, über Ihre Gefühle zu sprechen und gemeinsam nach Lösungen zu suchen, ist oft der erste Schritt zu einem gesunden Gleichgewicht.

Bedeutung der Unterstützung sozial und beruflich

In der stürmischen Welt der Medizin, insbesondere in so anspruchsvollen Fachgebieten wie der Herzchirurgie, erweist sich die soziale und berufliche Unterstützung als Rettungsanker für viele Berufstätige. Sie ist weit davon entfernt, nur ein "Extra" zu sein, sondern eine grundlegende Säule des Wohlbefindens, der beruflichen Effizienz und des Fortbestands des Berufs. Lassen Sie uns gemeinsam erkunden, warum diese Unterstützung so lebenswichtig ist.

Soziale Unterstützung, sei es durch die Familie, Freunde oder die Gemeinschaft, bietet einen emotionalen Zufluchtsort, einen Ort, an dem die Pflegekraft neue Kraft schöpfen, ihre Zweifel und Frustrationen ausdrücken oder ihre Erfolge mit anderen teilen kann. Diese Art der Unterstützung bietet eine Reihe von Vorteilen:

- **Stressresilienz**: Allein die Tatsache, dass Sie mit einer Person Ihres Vertrauens über Ihre Erfahrungen sprechen, kann die Auswirkungen von Stress mildern. Gemeinsame Emotionen sind oft leichter zu bewältigen.
- **Außenperspektive**: Freunde und Familie können eine andere Perspektive bieten, die es dem Einzelnen ermöglicht, die Dinge aus einem neuen Blickwinkel zu betrachten, außerhalb des medizinischen Kontextes.
- **Zugehörigkeit**: Sich in einer sozialen Gruppe integriert und geschätzt zu fühlen, stärkt das Selbstwertgefühl und das Selbstvertrauen.
- **Gleichgewicht**: Soziale Interaktionen außerhalb des beruflichen Umfelds tragen zur Aufrechterhaltung eines Gleichgewichts zwischen Berufs- und Privatleben bei, das für die psychische Gesundheit von entscheidender Bedeutung ist.

Berufliche Unterstützung hingegen entsteht aus den Beziehungen zwischen Kollegen, Mentoren und Vorgesetzten. Es handelt sich um ein miteinander verbundenes Netzwerk, in dem Wissen, Fähigkeiten und Erfahrungen geteilt werden.

- **Berufliches Wachstum**: Mentoren und erfahrene Kollegen können Ratschläge, Tipps und Techniken geben, die die individuelle Praxis bereichern.
- **Umgang mit Herausforderungen**: Bei einem komplexen Fall oder einer unerwarteten Situation kann das Team zusammenkommen, um gemeinsam nach Lösungen zu suchen, was das Gefühl der Isolation verringert.

Konstruktives Feedback: Ein ehrliches und wohlwollendes Feedback hilft, sich zu verbessern, Fehler zu verstehen und daraus zu lernen.

Solidarität: Die Kenntnis und Anerkennung durch Gleichaltrige schafft ein Gefühl der Zugehörigkeit zu einer Gruppe, die zusammenhält und in der gegenseitige Hilfe selbstverständlich ist.

Austausch von Ressourcen: Ob es sich um einen neuen Kurs, einen relevanten Artikel oder eine bevorstehende Konferenz handelt, das berufliche Netzwerk ist eine Fülle von Informationen.

Unterstützung, ob sozial oder beruflich, ist kein Luxus, sondern eine Notwendigkeit. Sie sorgt für Gleichgewicht, Stärke, Wachstum und Wohlbefinden, was für jeden Angehörigen der Gesundheitsberufe wichtig ist, um die bestmögliche Pflege zu leisten und gleichzeitig die eigene Gesundheit und die Leidenschaft für den Beruf zu erhalten.

Kapitel 21 :
ZUKUNFTSPERSPEKTIVEN
UND ENTWICKLUNG DES BERUFS

Aktuelle und zukünftige
Herausforderungen der Herzchirurgie

Die Herzchirurgie, die an der Schnittstelle von Medizin, Technologie und Forschung angesiedelt ist, entwickelt sich ständig weiter. Von ihren kühnen Anfängen bis zu den heutigen technischen Errungenschaften stand sie immer im Mittelpunkt des medizinischen Fortschritts. Trotz seiner Erfolge sieht sich dieses medizinische Fachgebiet jedoch einer Reihe von aktuellen und zukünftigen Herausforderungen gegenüber, die unbedingt erkannt und angegangen werden müssen.

Aktuelle Herausforderungen :
- **Zunehmende Komplexität der Patienten** : Mit der Alterung der Bevölkerung und der Zunahme von Komorbiditäten sind die Patienten, die einen chirurgischen Eingriff benötigen, oft älter und haben komplexere medizinische Bedingungen.
- **Begrenzte Ressourcen** : In vielen Teilen der Welt bleibt der Zugang zu hochmodernen Einrichtungen für Herzchirurgie begrenzt, was Ungleichheiten in der Versorgung deutlich macht.
- **Schnelle technologische Entwicklung** : Die medizinische Technologie entwickelt sich in einem rasanten Tempo. Dies bringt zwar Innovationen mit sich, aber auch Herausforderungen in Bezug auf Ausbildung, Anpassung und Kosten.
- **Resistenz gegen antimikrobielle Mittel** : Die zunehmende Prävalenz von Arzneimittelresistenzen,

insbesondere im Zusammenhang mit postoperativen Infektionen, ist ein wichtiges Anliegen.

Future Challenges :

Integration von Künstlicher Intelligenz (KI): Wie kann man mit dem Aufkommen von KI diese Technologien am besten integrieren, um Diagnosen, Interventionen und Nachsorge zu verbessern und gleichzeitig eine angemessene Ausbildung der Fachkräfte zu gewährleisten?

Bioengineering und Transplantation: Fortschritte bei Kunstherzen und der Kultivierung von Herzgewebe im Labor könnten die Transplantationen revolutionieren. Diese Fortschritte werden jedoch ethische, rechtliche und klinische Anpassungen erfordern.

Demographische und epidemiologische Veränderungen: Die Zunahme nichtübertragbarer Krankheiten wie Fettleibigkeit könnte zu einer Zunahme von Herzerkrankungen führen, was eine angemessene Planung und Vorbereitung erfordert.

Ethik und Patientenautonomie: Wie kann eine informierte und patientenzentrierte Entscheidungsfindung gewährleistet werden, wenn die chirurgischen Optionen immer vielfältiger und komplexer werden?

Auswirkungen des Klimawandels: Extreme Wetterereignisse, Umweltverschmutzung und andere Umweltfaktoren können die Gesundheit des Herzens beeinflussen. Wie kann sich die Herzchirurgie an diese neuen Herausforderungen anpassen?

Die Fähigkeit, diese Herausforderungen zu antizipieren und zu navigieren, wird die Zukunft der Herzchirurgie bestimmen. Dies erfordert interdisziplinäre Zusammenarbeit, ständige Weiterbildung und Innovationsbereitschaft, um sicherzustellen, dass dieses

Fachgebiet weiterhin Spitzenmedizin anbietet und mit der Zeit geht.

Fortgeschrittene Karrieremöglichkeiten für Krankenschwestern (praktizierender Krankenpfleger, klinischer Spezialist usw.).

Der Beruf des Krankenpflegers ist einer der Grundpfeiler der modernen Medizin. Während die grundlegende Rolle des Krankenpflegers in der direkten Pflege des Patienten besteht, hat sich der Bereich der Krankenpflege im Laufe der Zeit erheblich diversifiziert und spezialisiert, was zahlreiche Möglichkeiten für eine fortschrittliche Karriere bietet. Durch diese Spezialisierungen können Krankenpfleger nicht nur ihren klinischen Tätigkeitsbereich erweitern, sondern auch Einfluss auf die Gesundheitspolitik, die Forschung, die Ausbildung und das Management nehmen.

1. Praktizierende Krankenschwester (PK) :
Die praktizierende Krankenschwester ist eine hoch qualifizierte Fachkraft im Gesundheitswesen, die in der Lage ist, Diagnosen zu stellen, Behandlungen zu verschreiben und bestimmte Krankheiten selbständig zu behandeln. Es gibt verschiedene Spezialisierungen für PIs, darunter :
- IP in Familienpflege
- IP in der Akutpflege
- IP in der Pädiatrie
- IP in der Geriatrie
- IP in Psychiatrie/psychischer Gesundheit

2. Spezialisierter klinischer Pfleger (ICS) :
Der ICS ist ein Experte in einem bestimmten klinischen Fachgebiet. Er spielt eine zentrale Rolle bei der Ausbildung

neuer Krankenpfleger, der Umsetzung von Pflegeprotokollen und der Verbesserung der Pflegequalität.

3. Krankenpfleger für Anästhesie :

Dieser Krankenpfleger ist speziell für die Verabreichung von Anästhesie ausgebildet und arbeitet eng mit Anästhesisten, Chirurgen und anderen Gesundheitsfachkräften zusammen, um die Sicherheit des Patienten während chirurgischer Eingriffe zu gewährleisten.

4. Pfleger in der Forschung :

Einige Krankenpfleger entscheiden sich für die klinische Forschung oder die Grundlagenforschung. Sie können an epidemiologischen Studien, klinischen Versuchen oder Laboruntersuchungen arbeiten und so zur Weiterentwicklung des Wissens im Gesundheitsbereich beitragen.

5. Krankenpfleger im öffentlichen Gesundheitswesen :

Der Krankenpfleger für öffentliche Gesundheit ist auf die Gemeinden ausgerichtet und arbeitet an der Prävention von Krankheiten, der Gesundheitsförderung und der Gesundheitserziehung der Bevölkerung.

6. Krankenpfleger als Rechtsberater :

Als Brücke zwischen Recht und Medizin bietet dieser Krankenpfleger Fachwissen in rechtlichen Angelegenheiten im Zusammenhang mit der medizinischen Praxis, sei es in Rechtsstreitigkeiten, bei Kunstfehlern oder bei der Beratung zu Gesetzen und Vorschriften.

7. Krankenpfleger in der Ausbildung :

Sowohl an Universitäten als auch an Krankenpflegeschulen spielt der Krankenpfleger in der Ausbildung eine Schlüsselrolle bei der Ausbildung künftiger Generationen von Krankenschwestern und Krankenpflegern.

8. Krankenpfleger in Management und Führung :

Mit einer Zusatzausbildung in Management kann der Krankenpfleger Führungsaufgaben in Gesundheitseinrichtungen übernehmen, indem er Teams, Budgets und Projekte verwaltet.

9. Krankenpfleger für Informatik :
An der Schnittstelle von Gesundheit und Technologie spezialisiert sich dieser Krankenpfleger auf gesundheitsbezogene Informationssysteme und trägt zur Einrichtung und Optimierung von elektronischen Patientenakten und anderen Technologien bei.

Diese fortgeschrittenen Karrieren erfordern oft zusätzliche Schulungen, spezifische Zertifizierungen und umfassende klinische Erfahrung. Sie bieten dem Pflegepersonal jedoch die Möglichkeit, einen noch größeren Einfluss auf die Gesundheit der Patienten und das Gesundheitssystem als Ganzes zu nehmen.

Die Rolle des Krankenpflegers in der Prävention und Herzensbildung

Die Krankenschwester spielt eine wichtige Rolle in der Behandlung von Herzpatienten. Neben der direkten Pflege umfasst seine Aufgabe auch die Prävention und die Aufklärung des Patienten. Dieser Ansatz zielt darauf ab, den Patienten mit dem Wissen und den Fähigkeiten auszustatten, die sie benötigen, um ihre Herzgesundheit zu managen, die damit verbundenen Risiken zu reduzieren und ihre Lebensqualität zu verbessern.

1. Aufklärung über eine gesunde Lebensweise :
Der Krankenpfleger sensibilisiert die Patienten für die veränderbaren kardialen Risikofaktoren, wie Rauchen, Bewegungsmangel oder unausgewogene Ernährung. Er gibt praktische Ratschläge für einen gesünderen Lebensstil, der regelmäßige körperliche Aktivität, eine ausgewogene Ernährung und die Aufgabe des Rauchens fördert.

2. Sensibilisierung für Symptome :
Die Pflegekraft lehrt die Patienten, die Warnsignale eines

Herzproblems wie Brustschmerzen, Kurzatmigkeit oder Herzklopfen zu erkennen. Diese Sensibilisierung kann eine frühzeitige Behandlung ermöglichen und Komplikationen vermeiden.

3. Verwaltung der Medikamente :

Die Pflegekraft erklärt die Rolle, den Nutzen und die möglichen Nebenwirkungen jedes verschriebenen Medikaments. Er betont die Bedeutung der Therapietreue, um den Nutzen der Behandlung zu maximieren und Komplikationen vorzubeugen.

4. Postoperative Nachsorge :

Nach einer Herzoperation unterrichtet das Pflegepersonal den Patienten über die Wundversorgung, die allmähliche Wiederaufnahme der Aktivitäten, die Überwachung auf Anzeichen von Infektionen oder Komplikationen sowie über mögliche Anpassungen der Behandlung.

5. Selbsthilfegruppen :

Einige Pflegekräfte können Patienten zu Selbsthilfegruppen anleiten, in denen sie ihre Erfahrungen austauschen, sich gegenseitig unterstützen und neue Strategien für den Umgang mit ihrer Krankheit erlernen können.

6. Sekundäre Prävention :

Bei Patienten, die bereits ein kardiales Ereignis erlitten haben, betont der Krankenpfleger die Bedeutung der sekundären Prävention, d.h. die Vermeidung von Rückfällen. Dazu gehören die regelmäßige medizinische Überwachung, die Einnahme der verschriebenen Medikamente und eine herzgesunde Lebensweise.

7. Verbindung zu anderen Angehörigen der Gesundheitsberufe :

Die Krankenschwester arbeitet mit anderen Fachleuten wie Kardiologen, Ernährungswissenschaftlern, Physiotherapeuten oder Psychologen zusammen, um eine ganzheitliche und auf den einzelnen Patienten zugeschnittene Behandlung zu ermöglichen.

Die Rolle der Krankenschwester bei der Prävention und der Herzgesundheitserziehung ist von zentraler Bedeutung. Da die Pflegekraft häufig der erste Ansprechpartner des Patienten ist, kann sie das Verhalten positiv beeinflussen, die Autonomie des Patienten im Umgang mit seiner Krankheit fördern und einen bedeutenden Beitrag zur Prävention von Herz-Kreislauf-Erkrankungen leisten.

Kapitel 22 :
SCHLUSSFOLGERUNG

ADEL
DES BERUFS DES KRANKENPFLEGERS
IN DER HERZCHIRURGIE

Als Krankenpfleger in der Herzchirurgie entscheidet man sich dafür, an der Grenze zwischen der Zerbrechlichkeit des menschlichen Lebens und der Genialität der modernen Medizin zu stehen. Es bedeutet, eine Berufung anzunehmen, die Wissenschaft, Technologie, Mitgefühl und Hingabe vereint. Dieser Beruf, der mit Emotionen und Verantwortung verbunden ist, ist die Verkörperung des Adels in der Welt der Medizin.

1. Das Herz als Symbol des Lebens erhalten :
Das Herz, die zentrale Pumpe, die jedem Teil unseres Körpers Leben verleiht, ist in vielen Kulturen ein heiliges Organ. Das Herz zu schützen und zu pflegen bedeutet, die Essenz des Lebens zu berühren. Die Krankenschwester in der Herzchirurgie nimmt aktiv an dieser Mission teil, mit unvergleichlicher Hingabe und Kompetenz.

2. Ein Wissen, das Technik und Menschlichkeit vereint:
Der Krankenpfleger, der sich auf diesen Bereich spezialisiert hat, verfügt über ein hohes technisches Know-how. Die technische Kompetenz kann jedoch nicht die Menschlichkeit verdecken, die im Mittelpunkt seiner Praxis steht. Jeder Patient ist einzigartig, und die Krankenpflegekraft setzt ihr grenzenloses Einfühlungsvermögen ein, um zu verstehen, zu beruhigen und zu begleiten.

3. Mut im Angesicht des Drucks :
In der Herzchirurgie kommt es häufig zu Notfallsituationen. In diesen kritischen Momenten beweist der Pfleger eine

bemerkenswerte Widerstandsfähigkeit, indem er Ruhe, Klarheit und Präzision bewahrt, um die besten Erfolgschancen zu gewährleisten.

4. Kontinuierliches Engagement für das Wohlbefinden des Patienten :

Über den Operationssaal hinaus spielt das Pflegepersonal eine entscheidende Rolle bei der Genesung und Rehabilitation des Patienten. Sein Engagement endet nicht mit der Operation, sondern setzt sich in der Überwachung, der Ausbildung und der emotionalen Unterstützung fort und spiegelt eine unerschütterliche Entschlossenheit wider, dass jeder Patient wieder ein erfülltes und gesundes Leben führen kann.

5. Eine respektvolle Zusammenarbeit :

Der Adel des Berufs drückt sich auch in der Fähigkeit des Krankenpflegers aus, in Harmonie mit einem multidisziplinären Team zu arbeiten. Gegenseitiger Respekt, Zuhören und der Austausch von Wissen sind für eine optimale Pflege unerlässlich.

6. Eine unerschütterliche Ethik :

Angesichts der ethischen Dilemmas und der Herausforderungen der modernen Medizin bleibt die Pflegekraft in der Herzchirurgie ein Hüter der grundlegenden Prinzipien des Berufs: Freundlichkeit, Gerechtigkeit, Autonomie und Nichtbeleidigung.

7. Die ständige Entwicklung :

Die Herzchirurgie ist ein Bereich, der sich ständig weiterentwickelt. Die Krankenschwester ist lernbegierig, passt sich an neue Technologien und innovative Methoden an, ohne dabei den menschlichen Aspekt der Pflege zu vernachlässigen.

Der Beruf des Krankenpflegers in der Herzchirurgie ist nicht nur ein Beruf, sondern eine Berufung, ein Ruf zu dienen, über sich selbst hinauszuwachsen und Leben auf tiefe Weise zu berühren. Der Adel dieses Berufs liegt nicht nur in den technischen Fähigkeiten, sondern vor allem in der unermesslichen Leidenschaft, Hingabe und Liebe für die Menschheit.

Sich weiterentwickeln um den Patienten besser zu dienen

Die Welt der Medizin ist wie ein lebender Organismus einem ständigen Wandel unterworfen. Die heutige Medizin mit ihren technologischen Fortschritten und Entdeckungen unterscheidet sich grundlegend von der Medizin vor einigen Jahrzehnten. Angesichts dieser rasanten Dynamik tragen die Angehörigen der Gesundheitsberufe, insbesondere die Krankenschwestern und Krankenpfleger in der Herzchirurgie, eine große Verantwortung: Sie müssen sich weiterentwickeln, um ihren Patienten besser dienen zu können.

Entwicklung durch kontinuierliche Weiterbildung :
Das Lernen hört für die Krankenschwester nie wirklich auf. Neue chirurgische Techniken, innovative Medikamente, hochmoderne Ausrüstung... Sie alle erfordern eine regelmäßige Fortbildung, um die Sicherheit und Wirksamkeit der Eingriffe zu gewährleisten. Dieses unaufhörliche Streben nach Wissen wird von dem tiefen Wunsch angetrieben, die beste Pflege zu leisten.

Anpassungsfähigkeit an die Technologie :
Das digitale Zeitalter hat die Landschaft des Gesundheitswesens grundlegend verändert. Elektronische Patientenakten, Telemedizin und Fernüberwachungsgeräte sind nur einige Beispiele dafür, wie die Technologie in die tägliche Praxis eingedrungen ist. Die moderne Krankenpflege nutzt diese Werkzeuge nicht als Ersatz, sondern als Ergänzung, um die Qualität und Genauigkeit der Pflege zu verbessern.

Aktives Zuhören und Kommunikation :
Da die Welt immer lauter wird, wird die Kunst des Zuhörens

zu einem wertvollen Schatz. Krankenpfleger, die ihren Patienten zuhören, können Nuancen und Details wahrnehmen, die bei einer standardmäßigen medizinischen Untersuchung übersehen werden könnten. Dieses aktive Zuhören, gepaart mit einer effektiven Kommunikation, baut eine vertrauensvolle Beziehung zwischen Patient und Pfleger auf.

Die Humanisierung der Pflege :
Bei der Flut an technologischen Innovationen ist es von entscheidender Bedeutung, den menschlichen Aspekt der Pflege nicht aus den Augen zu verlieren. Jeder Patient ist einzigartig, mit seiner eigenen Geschichte, seinen Hoffnungen und Ängsten. Indem er diese Individualität anerkennt und würdigt, fügt der Pfleger eine Dimension der Empathie und des Mitgefühls hinzu, die für eine ganzheitliche Heilung unerlässlich ist.

Interprofessionelle Zusammenarbeit :
Die medizinische Welt ist miteinander vernetzt. Die Pflegekraft in der Herzchirurgie arbeitet eng mit Chirurgen, Kardiologen, Anästhesisten und anderen Fachleuten zusammen. Diese Zusammenarbeit basiert auf gegenseitigem Respekt und gewährleistet, dass der Patient eine umfassende Betreuung erhält.

Ethische Reflexion :
Angesichts komplexer medizinischer Dilemmasituationen ist die Pflegekraft häufig aufgefordert, ethisch zu denken und das Wohl des Patienten in den Mittelpunkt jeder Entscheidung zu stellen.
Sich weiterzuentwickeln, um den Patienten besser dienen zu können, ist nicht nur eine berufliche Notwendigkeit, sondern auch eine moralische Verpflichtung. Es ist ein Versprechen, das jeder Pfleger nicht nur seinen Patienten, sondern auch sich selbst gibt: das Versprechen, nie aufzuhören zu lernen, zuzuhören und zum Wohle aller innovativ zu sein.

Ermutigung und Ratschläge für zukünftige Krankenschwestern und -pfleger aus dem Bereich

Der Weg, den Sie eingeschlagen haben, ist einer der edelsten und lohnendsten, die es gibt. Die Herzchirurgie ist ein hochmoderner Bereich, der nicht nur außergewöhnliche technische Fähigkeiten, sondern auch eine tiefe Menschlichkeit erfordert. Als Krankenpfleger sind Sie der Garant für die Qualität der Patientenversorgung, von dem Moment an, in dem sie die Schwelle des Krankenhauses überschreiten, bis zu ihrer vollständigen Genesung. Hier sind einige ermutigende Worte und Ratschläge, die Ihnen auf Ihrem Weg helfen sollen.

1. Glauben Sie an Ihre Mission:
Sie spielen eine wesentliche Rolle im Heilungsprozess eines jeden Patienten. Ihr Beitrag, auch wenn er manchmal unterschätzt wird, ist von grundlegender Bedeutung. Denken Sie immer daran, dass Ihre Arbeit einen tiefgreifenden Einfluss auf das Leben der Menschen hat, die Sie betreuen.

2. Hören Sie nie auf zu lernen :
Die Medizin entwickelt sich schnell, ebenso wie die Technologie. Investieren Sie in ständige Weiterbildung, um auf Ihrem Gebiet auf dem neuesten Stand zu bleiben und Ihren Patienten die bestmögliche Versorgung zu gewährleisten.

3. Kultivieren Sie Empathie:
Technische Fähigkeiten sind wichtig, aber die Fähigkeit, Patienten zu verstehen und sich emotional mit ihnen zu verbinden, ist ebenso wichtig. Ihr Mitgefühl und Ihre Empathie sind oft der Rettungsanker für Patienten in schwierigen Zeiten.

4. Arbeiten Sie zusammen:
Die Herzchirurgie ist eine Teamleistung. Lernen Sie, eng mit

Chirurgen, Anästhesisten, Ernährungsberatern und anderen Gesundheitsfachkräften zusammenzuarbeiten. Gemeinsam können Sie eine umfassende und ganzheitliche Behandlung anbieten.

5. Passen Sie auf sich auf:

Die Arbeit in der Herzchirurgie kann stressig und anstrengend sein. Um sich um andere zu kümmern, müssen Sie sich zuerst um sich selbst kümmern. Finden Sie Methoden, um sich zu entspannen, sei es durch Hobbys, körperliche Übungen oder Meditation.

6. Suchen Sie sich Unterstützung:

Ob es sich um Mentoren, Kollegen oder berufliche Selbsthilfegruppen handelt, umgeben Sie sich mit Menschen, die Ihnen Rat, Trost und andere Perspektiven bieten können.

7. Haben Sie keine Angst vor Fehlern:

Sie werden Fehler machen, wie jeder andere auch. Wichtig ist, dass Sie aus diesen Fehlern lernen und sie als Wachstumschance nutzen.

8. Bewahren Sie die Leidenschaft:

Was Sie in erster Linie zu diesem Bereich hingezogen hat, ist die Leidenschaft, anderen zu helfen. Vergessen Sie diesen Funken nie, denn er wird Sie auch in den schwierigsten Zeiten leiten.

9. Seien Sie stolz:

Egal, auf welche Hindernisse Sie stoßen, Sie sollten wissen, dass Sie eine unglaublich wichtige Arbeit leisten. Jeden Tag haben Sie die Möglichkeit, Leben zu verändern und das ist etwas, worauf Sie stolz sein können.

Der Beruf des Krankenpflegers in der Herzchirurgie ist eine einzigartige Mischung aus Wissenschaft, Kunst und Menschlichkeit. Indem Sie sowohl Ihre technischen Fähigkeiten als auch Ihre Fähigkeit, sich mit Patienten zu verbinden, kultivieren, werden Sie einen unschätzbaren Unterschied machen. Wir wünschen Ihnen viel Erfolg und heißen Sie herzlich willkommen zu diesem großartigen Abenteuer!

Glossar medizinischer Begriffe

Ein Glossar medizinischer Begriffe ist umfangreich und kann Tausende von Einträgen umfassen. Hier ist eine nicht erschöpfende Liste einiger häufig verwendeter medizinischer Begriffe mit kurzen Definitionen:

Anämie: Eine Abnahme der Anzahl der roten Blutkörperchen oder der Menge an Hämoglobin im Blut.

Biopsie: Entnahme einer Gewebeprobe zur mikroskopischen Untersuchung.

Zyanose: Bläuliche Verfärbung der Haut, die auf eine mangelnde Sauerstoffversorgung des Blutes zurückzuführen ist.

Dyspnoe: Schwierigkeiten beim Atmen oder Kurzatmigkeit.

Elektrokardiogramm (EKG): Aufzeichnung der elektrischen Aktivität des Herzens.

Fibrose: Übermäßige Bildung von faserigem Gewebe, häufig als Folge von Entzündungen oder Verletzungen.

Glykämie: Die Konzentration von Glukose im Blut.

Hypertonie: Hoher Blutdruck.

Immunologie: Studium des Immunsystems und seiner Reaktionen auf verschiedene Krankheitserreger.

Gelbsucht: Gel **bfärbung** der Haut und der Augen aufgrund einer Erhöhung des Bilirubins im Blut.

Keratin: Ein Protein, das in der Haut, den Nägeln und den Haaren vorkommt.

Leukozyten: Weiße Blutkörperchen, die an der Verteidigung des Körpers gegen Infektionen beteiligt sind.

Stoffwechsel: Die Gesamtheit der chemischen Reaktionen, die im Körper ablaufen, um das Leben zu erhalten.

Neoplasie: Abnormales Zellwachstum, das zu einem Tumor führen kann.

Onkologie: Untersuchung und Behandlung von Tumoren.

Pathogen: Ein Organismus oder Wirkstoff, der in der Lage ist, eine Krankheit zu verursachen.

Quadrant : Unterteilung eines anatomischen Bereichs in vier Teile, die häufig verwendet wird, um den Ort von Bauchschmerzen zu beschreiben.

Remission: Abnahme oder Verschwinden der Anzeichen und Symptome einer Krankheit.

Serum: Der flüssige Teil des Blutes, der nach der Gerinnung übrig bleibt.

Tachykardie: Beschleunigter Herzrhythmus.

Ulkus: Eine offene, meist schmerzhafte Verletzung, die sich auf der Haut oder den Schleimhäuten bildet.

Vaskularisierung: Die Versorgung eines Gewebes oder Organs mit Blut.

WBC: White Blood Cells (Weiße Blutkörperchen).

Xenotransplantation: Transplantation von Gewebe oder Organen, die von einer anderen Spezies stammen.

Yoga: Eine Praxis, die Körperhaltungen, Atemübungen und Meditation kombiniert, um die körperliche und geistige Gesundheit zu fördern.

Zona: Eine Viruserkrankung, die durch schmerzhafte Hautausschläge entlang eines Nervs gekennzeichnet ist.

Dies ist eine begrenzte Auswahl medizinischer Begriffe, und der medizinische Bereich ist so umfangreich, dass es unmöglich ist, sie alle hier zu behandeln. Wenn Sie nach bestimmten Begriffen oder mehr Informationen zu einem bestimmten Thema suchen, zögern Sie bitte nicht, dies anzugeben!